T0198486

essentials

essentials liefern aktuelles Wissen in konzentrierter Form. Die Essenz dessen, worauf es als „State-of-the-Art" in der gegenwärtigen Fachdiskussion oder in der Praxis ankommt. *essentials* informieren schnell, unkompliziert und verständlich

- als Einführung in ein aktuelles Thema aus Ihrem Fachgebiet
- als Einstieg in ein für Sie noch unbekanntes Themenfeld
- als Einblick, um zum Thema mitreden zu können

Die Bücher in elektronischer und gedruckter Form bringen das Expertenwissen von Springer-Fachautoren kompakt zur Darstellung. Sie sind besonders für die Nutzung als eBook auf Tablet-PCs, eBook-Readern und Smartphones geeignet. *essentials:* Wissensbausteine aus den Wirtschafts-, Sozial- und Geisteswissenschaften, aus Technik und Naturwissenschaften sowie aus Medizin, Psychologie und Gesundheitsberufen. Von renommierten Autoren aller Springer-Verlagsmarken.

Weitere Bände in der Reihe http://www.springer.com/series/13088

Jörg Naumann

Websites für Arztpraxen

Ein Leitfaden zur Konzeption

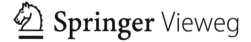 Springer Vieweg

Jörg Naumann
Zahnarztpraxis
Chemnitz, Deutschland

ISSN 2197-6708   ISSN 2197-6716   (electronic)
essentials
ISBN 978-3-658-24416-3   ISBN 978-3-658-24417-0   (eBook)
https://doi.org/10.1007/978-3-658-24417-0

Die Deutsche Nationalbibliothek verzeichnet diese Publikation in der Deutschen Nationalbibliografie; detaillierte bibliografische Daten sind im Internet über http://dnb.d-nb.de abrufbar.

Springer Vieweg ist ein Imprint der eingetragenen Gesellschaft Springer Fachmedien Wiesbaden GmbH und ist ein Teil von Springer Nature
Die Anschrift der Gesellschaft ist: Abraham-Lincoln-Str. 46, 65189 Wiesbaden, Germany

Was Sie in diesem *essential* finden können

Ich zeige Ihnen,

- wie Sie Schritt für Schritt vorgehen müssen, um eine einfache, patientenorientierte Praxis-Website zu konzipieren;
- wie Sie Inhalte in Kategorien gliedern und miteinander durch sinnvolle Verlinkungen verbinden können;
- wie Sie Psychologie, Nutzerfreundlichkeit und Barrierefreiheit berücksichtigen können.

Vorwort

Viele Märchen beginnen mit der Sentenz: „Es war einmal ..." – und so war es auch mit diesem *essential,* das mir zunächst im Kopf herumschwirrte und mich fragen ließ, ob ich als Zahnarzt überhaupt dafür taugen könnte, ein solches zu verfassen. Zwar befasse ich mich schon seit geraumer Zeit neben meiner Arbeit mit Webdesign und kann dafür durchaus auf ansehnliche Referenzen verweisen, aber ein Projekt dieser Art wagte ich mir zunächst nicht vorzustellen – zumal das Feld der Informatiker durchaus gut genug besetzt ist. Allerdings gibt es nur wenige, die zugleich über die Kompetenz eines naturwissenschaftlichen Fachgebietes verfügen, um Informationstechnologie in dieses zu implementieren. So nahm das Projekt bald Gestalt an, ermutigt durch den Springer Vieweg Verlag und seine vorzügliche Beratung und Betreuung. Gleichzeitig schwand meine Befürchtung, als Laien-Webdesigner das Thema nicht ausreichend genau getroffen zu haben.

Nun ist das Werk vollendet, und ich fühle mich in der Hoffnung bestärkt, eine gute, verständliche und fachlich korrekte Arbeitsgrundlage vorlegen zu können, die Ihnen als Praxisinhaber – auch aus der Perspektive der Nutzer – hilfreich sein wird, sodass Sie bald selbst aktiv werden, um das Angebotene umzusetzen.

Gern will ich auch Ihre Fragen beantworten oder bei der Lösung möglicher Probleme behilflich sein.

Website des Autors: www.medicalweb.de

Auf meiner Website finden Sie neben einigen Fallstudien weiterführende Links bzw. ergänzende Informationen.

Jörg Naumann

Danksagung

Ich darf zum Abschluss Worte des Dankes aussprechen, die ich vor allem an die Bereitschaft des Springer Vieweg Verlages richte, meine Buchidee zu unterstützt und mir jederzeit beiseite gestanden zu haben – speziell betrifft dies Frau Dr. Kathke und Frau Dr. Schulz. Ich danke auch meiner Familie, meinen Freunden und Kollegen für wertvolle Tipps und Anmerkungen.

Inhaltsverzeichnis

Einleitung

Dieses *essential* beinhaltet meine Erfahrungen zur Konzeption einer eigenen Praxis-Website. Von Beruf Zahnarzt, führe ich seit 1994 eine zahnärztliche Praxis. 1998 habe ich meine erste Website geschrieben und mich seither als Autodidakt theoretisch wie auch praktisch immer stärker in diese Thematik eingearbeitet.

Bei der Entwicklung einer Praxis-Website orientiere ich mich auf ein einfaches und übersichtliches Webdesign, denn eine Website soll vor allem den Vorstellungen der Nutzer entsprechen und deshalb

- optisch ansprechend, aber nicht überladen sein,
- guten Inhalt auf das Wesentliche reduzieren,
- Texte gut lesbar und verständlich darbieten,
- ein benutzerfreundliches und selbsterklärendes Navigationskonzept aufweisen,
- von allen Nutzern und unabhängig von ihren körperlichen oder technischen Möglichkeiten uneingeschränkt genutzt werden können,
- schnell zu laden und für Suchmaschinen gut auffindbar sein,
- auf Smartphone, Tablet, Desktop (und Fernseher) gut zu lesen und bedienbar sowie
- mit Webstandards umgesetzt sein.

Die Erfüllung derartiger Anforderungen ist eine zentrale Voraussetzung, um eines der wichtigsten Ziele zu erreichen, nämlich Vertrauen zu schaffen und zugleich die Basis für die Akquise von Neukunden zu legen. Um diese Ziele zu erreichen, sind – vergleichbar mit dem Neubau einer Praxis oder deren Neueinrichtung – eine gute Planung und Konzeption vorausgesetzt.

© Springer Fachmedien Wiesbaden GmbH, ein Teil von Springer Nature 2019
J. Naumann, *Websites für Arztpraxen,* essentials,
https://doi.org/10.1007/978-3-658-24417-0_1

Am Beginn einer Konzeption steht deshalb ein weißes Blatt, auf dem Sie und Ihr Team zum Auftakt Ihre Gedanken, Ideen und Erkenntnisse zum folgenden Leitfaden notieren, und endet gemäß diesem *essential* mit einem kurzen Ausblick auf die Umsetzung und Pflege der Website.

Für alle Fragen, die die folgenden Kapitel nicht im Detail beantworten sollten, stehen neben den bekannten Online-Lexika noch hunderte Bücher oder Videos und tausende Artikel zur Verfügung, die Sie für Begriffserklärungen und Informationsvertiefung nutzen können. Einige interessante Quellen und Bücher habe ich im Text eingefügt oder im Anhang aufgelistet.

Schließlich wollen Sie mir die Verwendung einer Vielzahl von unbekannten Fachbegriffen nachsehen, die das „Kleine Latinum" leider auch nicht erklärt, den Webdesignern jedoch so vertraut sind wie den Medizinern die Begriffe Angina Pectoris, Multimorbidität oder Amyotrophe Lateralsklerose.

Um es vorweg zu sagen: Eine erfolgreiche Website erfordert oftmals jahrelanges Lernen, Einblick und Erfahrung in viele Bereiche des Webdesigns. Scheuen Sie sich also nicht, im Prozess der Website-Entwicklung zu jeder Zeit und zu jedem Bereich professionelle Hilfe in Anspruch zu nehmen und fragen Sie nach, wenn Sie etwas nicht verstanden haben. Auch dafür soll Ihnen das vorliegende *essential* ein wertvolles Hilfsmittel sein.

Strategische Zielstellungen 2

2.1 Marketing und Praxis-Website

In einer zunehmend digitalisierten Welt, die auch vor einer Digitalisierung in den Bereichen Medizin und Zahnmedizin nicht Halt macht und sich gleichermaßen in einem schärferen Leistungs- und Verdrängungswettbewerb widerspiegelt, sind fachliche Perfektion bei Untersuchung und Behandlung keinesfalls mehr ausreichend, vielmehr müssen gezielt neue Kommunikationskanäle erschlossen werden. Dieser Thematik widmet sich das Praxismarketing.

Nach Thill besteht das eigentliche Wesen des Praxismarketings im ganzheitlichen Ansatz, der auf die Bedürfnisse von Patienten und – bei spezialisierten Praxen – den zuweisenden niedergelassenen Ärzten ausgerichtet ist (Thill 2013, S. 7). Um diesen Weg zu beschreiten, gilt es zu überlegen, was mit Marketing erreicht werden und wie dies geschehen soll.

Nach einer Studie der „Stiftung Gesundheit" stuft die Mehrheit der Ärzte Marketingmaßnahmen als wichtig bis sehr wichtig ein. Für 64,8 % der Marketingmaßnahmen befürwortenden Ärzte bildet die Präsenz im Internet die zweitwichtigste Maßnahme nach der Wirkung des Praxispersonals folgend. Als wichtigste Marketingziele werden benannt, Patienten konkret über das Leistungsspektrum der Praxis zu informieren, neue Patienten zu gewinnen und durch Marketing mehr Geld zu verdienen (Obermann et al. 2018). Dabei versteht sich, dass eine erfolgreiche Arzt- oder Zahnarztpraxis den Patienten in den Mittelpunkt ihres Handelns stellt und sich mittels Optimierung der Praxisabläufe und digitaler Angebote den Bedürfnissen ihrer Patienten anpasst.

Folgende Fakten sollen den steigenden Wert digitalen Praxismarketings und einer eigenen Praxis-Website unterstreichen, denn:

© Springer Fachmedien Wiesbaden GmbH, ein Teil von Springer Nature 2019
J. Naumann, *Websites für Arztpraxen,* essentials,
https://doi.org/10.1007/978-3-658-24417-0_2

- im Jahr 2017 sind 62,4 Mio. (90 %) der deutschsprachigen Bevölkerung ab 14 Jahren Internetnutzer, wobei die tägliche Unterwegsnutzung des Internets bei 30 % liegt (ARD/ZDF-Onlinestudie 2017);
- immer mehr Menschen suchen im Internet nach Gesundheitsinformationen;
- fast jeder zweite Internetnutzer liest zumindest hin und wieder Online-Bewertungen zu Ärzten oder medizinischen Einrichtungen, und jeder Zweite lässt sich durch Online-Bewertungen in seiner Entscheidung beeinflussen (Bitkom 2016);
- in Zeiten von Personalmangel und mühsamer Suche nach einem Praxisnachfolger spielt auch die Praxis-Website mit dem ihr immanenten Marketingkonzept eine tragende Rolle.

2.2 Ziele der Website festlegen

Zur Verständigung: Als Website (Web-/Internetauftritt, Web-/Internetpräsenz) bezeichnet man alle Webseiten, die unter einer Internetadresse zu erreichen sind. Eine Website besteht in der Regel aus vielen einzelnen Webseiten; die erste Seite einer Website wird mit Startseite oder Homepage benannt (Abb. 2.1).

Zunächst soll die Auseinandersetzung mit einigen grundsätzlichen Fragen helfen, sowohl die eigenen Ziele als auch die der Website-Nutzer präzise zu formulieren,

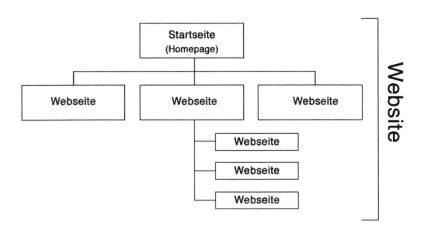

Abb. 2.1 Aufbau einer Website. (Quelle: Eigene Darstellung)

um im darauf folgenden Entwicklungsprozess intelligente Entscheidungen treffen zu können:

- Warum wollen Sie eine Website erstellen?
- Welchen Stellenwert besitzt die Website für Sie?
- Was wollen Sie erreichen?
- Wie finden Sie heraus, ob Ihre Website erfolgreich sein wird?

Dabei helfen Ihnen klar formulierte, messbare und realistische Produktziele, wie beispielsweise:

- eine bestimmte Anzahl an Neupatienten zu gewinnen,
- einen hohen Anteil an Privatpatienten zu erreichen,
- pro Zeiteinheit mehr IGeL-Leistungen zu verkaufen,
- Patienten und Überweiser vom Leistungsangebot Ihrer Praxis zu informieren,
- Umsatz, Fallzahl, Bekanntheitsgrad und Grad der Zufriedenheit zu erhöhen,
- ein Alleinstellungsmerkmal zu präsentieren,
- einen positiven Eindruck der Marke „Praxis" zu vermitteln,
- den Praxisbetrieb zu entlasten oder
- eine bestimmte Praxispositionierung zu erreichen.

2.3   Zielgruppen analysieren

Hierzu sollten Sie damit beginnen, primäre und sekundäre Zielgruppen zu ermitteln und zu beschreiben, um sich danach mit deren Besonderheiten und Erwartungen auseinanderzusetzen und eine passende Zielgruppenansprache zu finden.

Hilfreich wäre, sich einen Website-Nutzer vorzustellen, der nach einer Praxis oder nach allgemeinen Informationen zu einem medizinischen Thema sucht und dabei eine klare Vorstellung von seinen Suchzielen hat. Solche wären zum Beispiel:

- ein neuer Arzt wegen Behandlerwechsel, Zuzug oder nach Praxisschließung,
- eine Praxis in der Nähe seines Wohnortes oder Arbeitsplatzes,
- ein Facharzt oder Spezialist,
- eine Überweiserpraxis,
- allgemeine und spezielle Informationen,
- schnelle Hilfe bei akuten Schmerzen oder
- die Suche nach einer Praxis-Website im Resultat einer Empfehlung oder des Studiums von Arztbewertungsportalen.

Betrachten Sie Ihre Nutzer immer aus unterschiedlichen Perspektiven, um möglichst präzise Erkenntnisse zu bekommen. Lernen Sie Ihre Zielgruppen auch ohne die Möglichkeit umfangreicher Markt- und Trendanalysen kennen und nutzen Sie verschiedene Kriterien zur Differenzierung. Das sind beispielsweise:

- soziodemografische (Alter, Geschlecht, Versichertenstatus, sozialer und ökonomischer Status, Bildungsniveau, Beruf, Nationalität),
- psychografische (Computer- und Interneterfahrung, Surfgewohnheiten, Sicherheitsempfinden, Preisorientierung, Wertvorstellungen, Konsumverhalten),
- technische (Computerausrüstung, Ausgabegeräte, Browser, Bildschirmgrößen, Verbindungsgeschwindigkeiten, Plugins),
- geografische (Wohnort, Arbeitsplatz, Sprache).

Eine gute Hilfe ist die Patientendatei Ihrer Praxis, in der Informationen zu Geschlecht, Wohnort, Alter, oftmals auch Beruf und Arbeitsplatz sowie Versichertenstatus als Basisinformationen hinterlegt sind. Oft kennen Sie Ihre Patienten und wissen, ob diese an bestimmten Leistungen interessiert sind oder Familienangehörige ebenfalls zu Ihrem Patientenstamm gehören.

Zu empfehlen ist auch die Befragung von Patienten – mündlich oder über einen Fragebogen, vor allem im Hinblick auf folgende Aspekte:

- warum sie in Ihre Praxis gekommen sind,
- wie sie auf Ihre Praxis aufmerksam geworden sind,
- mit welchen Zielen, Erwartungen und Bedürfnissen sie in Ihre Praxis gekommen sind und
- was ihnen hinsichtlich der Behandlung besonders wichtig ist.

Sprechen Sie auch mit Ihrem Team, stöbern Sie in der Fachliteratur, in Fachzeitschriften, Foren und sozialen Netzwerken.

Nutzen Sie gleichermaßen folgende Statistik-Portale und Studien wie beispielsweise:

- www.destatis.de (Statistisches Bundesamt),
- de.statista.com (statista),
- www.ard-zdf-onlinestudie.de (ARD/ZDF-Onlinestudie),
- www.bitkom.org (Bitkom),
- www.stiftung-gesundheit.de/stiftung/studien.htm (Stiftung Gesundheit),
- www.bertelsmann-stiftung.de/de/unsere-projekte/der-digitale-patient (Bertelsmann Stiftung),

- www.zwp-online.info/de (ZWP online, geben Sie „Studie zur effizienten Neu-
  patientenakquisition" in die Suchmaske ein),
- www.thinkwithgoogle.com/intl/de-de (Think with Google),
- www.consumerbarometer.com/en (Google Consumer Barometer).

Bestehende Websites lassen sich über Provider-Statistiken oder mit Statistik-
Tools – die Installation vorausgesetzt – wie Google-Analytics (marketingplat-
form.google.com/about/analytics) oder Matomo (ehemals PIWIK, matomo.org)
auswerten.

Nützliches zu Marktanteilen von Browsern, Betriebssystemen und Ausgabe-
geräten, Bildschirmauflösungen sowie Social Media-Statistiken erfährt man am
besten auf www.browser-statistik.de oder gs.statcounter.com. Statistiken können
zudem hilfreich sein, Informationen zu technischen Hintergründen zu bekommen –
beispielsweise welche speziellen Geräte benutzt werden und ob für die Website ein
großer Bildschirm oder ein Smartphone zur Verfügung steht.

Im Zusammenhang mit der Zielgruppenfindung findet man häufig den Begriff
der Personas (lat. Maske). Dieser Begriff bezeichnet fiktive Nutzer, die stellver-
tretend für eine Gruppe von Menschen stehen. Um sich diese fiktiven Nutzer besser vorstellen und ihre Bedürfnisse erkennen zu können, werden ihnen ein Name,
demografische Angaben, ein Foto und Informationen zu Beruf, Hobbys, Kennt-
nissen und Erfahrungen und den Erwartungen für die Nutzung eines Produktes
gegeben. Beispielsweise kann aus einem anonymen „Silver Surfer" der 78jährige,
alleinstehende Rentner Fritz Müller werden, der ein Smartphone besitzt, regelmäßig online ist, sich vor dem Arztbesuch bei „Dr. Google" beliest und den Besuch
von Websites, die ihm zu unsicher erscheinen, vermeidet.

Einen interessanten Ansatz zur Beschreibung von Zielgruppen bilden die
Sinus-Milieus®. Sie gruppieren Menschen, die sich in ihrer Lebensauffassung und
Lebensweise ähneln und verhelfen zu einer ganzheitlichen Betrachtung. Dabei
gehen grundlegende Wertorientierungen ebenso in die Analyse ein wie Alltags-
einstellungen zu Arbeit, Familie und Freizeit wie auch zu Geld und Konsum
(SINUS Markt und Sozialforschung GmbH 2017).

Eine ausschließliche Fokussierung auf das Merkmal Privatpatient ist zwar
ökonomisch interessant und wichtig, lässt jedoch außer Acht, dass Privatpatienten eine überaus heterogene Gruppe darstellen können. Entgegen der land-
läufigen Meinung stellen diese keine homogene Zielgruppe dar, die sich nicht
nur durch die Wahrnehmung von Gesundheit und Krankheit, sondern auch in den
Anforderungen an eine Arztpraxis, die Verwendung von Arzneien und der Akzep-
tanz von Therapien unterscheiden (Jasny et al. 2012).

Aus den Informationen zu Ihren Zielgruppen lässt sich Ihre Zielgruppen-ansprache ableiten, wobei folgende Fragen zu klären sind:

- Wie möchten Sie die Beziehung zu Ihrer Zielgruppe gestalten?
- Wollen Sie per Du oder Sie kommunizieren?
- Welche Sprache und Tonalität wollen Sie verwenden?
- Auf welche Art und Weise wollen Sie Ihre Nutzer ansprechen?
- Wollen Sie für Kinder eine andere Ansprache als für Erwachsene wählen, die Patienten anders als einen Kollegen ansprechen?

2.4   Mitbewerber kennenlernen

Um besser als die Mitbewerber zu sein, sollte man sie genauer kennenlernen. Dazu lassen sich die Websites nach bestimmten Kriterien absuchen und vergleichen. Informieren Sie sich besonders über die Websites von Praxen in unmittelbarer Umgebung wie auch gleicher Fachrichtungen. Recherchieren und beantworten Sie danach folgende Fragen:

- Wer sind meine Mitbewerber?
- Welchen allgemeinen Eindruck vermittelt mir ihre Website?
- Was gefällt mir, was gefällt mir nicht?
- Welche Inhalte bieten meine Mitbewerber an, und wo liegen die Unterschiede zu meiner Praxis?
- Welche Stärken und Schwächen lassen sich herausfinden?
- Bieten die Websites einen Mehrwert, und welche nützlichen Informationen finde ich auf diesen Websites, die ich auf anderen nicht finde?

Versuchen Sie, die Websites Ihrer Konkurrenten immer aus Sicht der Nutzer zu betrachten und aus dieser Perspektive Inhalt, Struktur, Design, Zielgruppen-ansprache, Funktionalität, Benutzerführung und Fehler einzuschätzen, besonders jedoch folgende Fragen zu beantworten:

- Wie schnell gelangt der Nutzer an relevante Informationen?
- Wie nützlich und aktuell sind die Informationen?
- Sind die Informationen fehlerfrei und leicht zu verstehen?
- Ist eine klare Benutzerführung zu erkennen?
- Lässt sich die Seite einfach bedienen?
- Ist sie schnell ladbar?

- Besitzt sie ein zielgruppen- und mediengerechtes Design?
- Ist die Seite transparent und vertrauenswürdig?

Besteht schon eine eigene Website, sollte diese ebenfalls genauer bewertet und mit den Konkurrenten verglichen werden.

Durch eine Konkurrenzanalyse kann man sehr genau festlegen, wo man im Verhältnis zu anderen steht und wo man Stärken und Schwächen hat. Dies ist ein wichtiger Input für die Vermeidung von Fehlern, Verbesserungen und ganz allgemein im Entwicklungsprozess.

2.5   Alleinstellungsmerkmale formulieren

Ein Alleinstellungsmerkmal (engl. Unique Selling Proposition) ist ein wichtiges Erfolgskriterium für den Erfolg einer Praxis-Website und einer Praxis.

Ein Alleinstellungsmerkmal erreichen Sie auf einer Website nicht mit Darbietung von Masse, sondern durch Konzentration auf Besonderheiten oder eine Spezialisierung. Man sollte hierbei in vielerlei Richtungen denken:

- Sie sind ein Facharzt?
- Sie sind ein Spezialist?
- Worin sind Sie besonders gut?
- Wenden Sie einzigartige Methoden und Techniken an?
- Haben Sie sich auf eine bestimmte Zielgruppe spezialisiert?

Es ist empfehlenswert, schon zu diesem frühen Zeitpunkt der Website-Konzeption einige Gedanken über die Marke „Praxis", dem Praxisleitbild, den Kernangeboten und darüber zu sammeln, welche Inhalte Sie als Haupt- und Nebenthemen anbieten möchten. Denn diese werden mit der Zielgruppenanalyse für die Erstellung einer patientenorientierten Informationsarchitektur Bedeutung erlangen.

Vom leeren Blatt zum visuellen Design

3

3.1 Grundsätzliche Überlegungen

3.1.1 Technik und Technologien bestimmen

Statisch oder dynamisch

Eine der meist gestellten Fragen ist, wie oft sich die Inhalte auf einer Website ändern und ob Sie die Inhalte selbst pflegen wollen oder nicht? Wollen Sie zum Beispiel „nur" eine Website, die keiner laufenden Pflege bedarf und in diese Anfahrtsskizze und Routenplaner wie Google-Maps, Video- und Audiodateien einbinden? Dann wäre eine einfache statische Website ausreichend; denn man muss sich keine kostenintensive Software zulegen, wenn man sie weder nutzt noch benötigt.

Sollten Sie jedoch eine Website selbst erstellen, verwalten und aktualisieren wollen oder die Absicht haben,

- ein Kontaktformular einzubinden,
- eine Suchfunktion zur Verfügung zu stellen,
- einen Blog zu betreiben,
- passwortgeschützte Bereiche einzurichten oder
- Programme von Drittanbietern einzubinden,

dann werden Sie sich auf jeden Fall mit Content Management Systemen (CMS) beschäftigen müssen. Man versteht darunter eine Software zur Erstellung und Verwaltung von Inhalten – in Text-, Bild-, Video- oder sonstiger Form. Content Management Systeme basieren meist auf serverseitigen Skriptsprachen und stellen die Inhalte dynamisch aus einer Datenbank zusammen.

© Springer Fachmedien Wiesbaden GmbH, ein Teil von Springer Nature 2019
J. Naumann, *Websites für Arztpraxen,* essentials,
https://doi.org/10.1007/978-3-658-24417-0_3

Welche Rolle spielen die Browser?
Ein Browser ist ein Computerprogramm, mit dem sich Websites darstellen lassen. Die bekanntesten Browser sind Google Chrome, Mozilla Firefox, Internet Explorer, Safari und Opera. Allerdings sind diese Browser nicht nur unterschiedliche Programme von verschiedenen Firmen, sondern sie existieren auch in unterschiedlichen Versionen. Anhand der Auswertung verschiedener Daten wie beispielsweise auf gs.statcounter.com lässt sich jedoch erkennen, welche dieser Programme hauptsächlich genutzt werden (Browser Market Share Germany 2018). Oft werden Webseiten von unterschiedlichen Browsern unterschiedlich dargestellt, sodass es insbesondere bei älteren Browsern beim Einsatz moderner Technologien zu fehlerhaften Darstellungen kommen kann.

Unterschiedliche Ausgabegeräte
Vor einigen Jahren hatten Websites eine feste Breite und man konnte sie am heimischen Desktop-PC betrachten. Aber die Zeit steht nicht still, und mit Erscheinen der ersten Smartphones hat sich das Nutzerverhalten insofern verändert, als dass man auch abseits des heimischen Computers auf Websites zugreifen kann. Die heute existierende Gerätegeneration – Desktops, Notebooks, Tablets, Smartphones, E-Book-Reader, Spielkonsolen und Fernseher – unterscheiden sich in verschiedenen Eigenschaften wie Bildschirmgröße und -auflösung voneinander.

Beispielsweise verfügt ein Smartphone auf seinem Bildschirm nur über wenig Platz. In der Website-Entwicklung geht es deshalb auch um Fragen des Ausmaßes an Inhalt, der Ladezeit, der Anordnung und Darstellung einzelner Elemente (Navigationen, Seitenbereiche, Bilder und Texte) und um unterschiedliche Bedienkonzepte. Außerdem lassen sich mit der Maus verschiedene Bereiche anklicken, während sich der Touchscreen nur mit Tippen und Wischen bedienen lässt.

Es gibt drei grundlegende Methoden zur Implementierung einer Website, die auf Bildschirmen aller Arten und Größen angezeigt werden kann (Google 2018). Die Technik des „responsive web design" ist der von Google bevorzugte Ansatz. Mit „responsive web design" wird allen Geräten derselbe Code bereitgestellt und die Darstellung auf die Bildschirmgröße angepasst. Diese Technik ist heutzutage für eine moderne Praxis-Website zu empfehlen und gilt für Google verstärkt als Ranking-Faktor (Reihenfolge der bei der Benutzung der Suchmaschine ermittelten Ergebnisse). Nicht mobile Websites werden bei einer Google-Suche auf Mobilgeräten nicht angezeigt, was gleichzeitig bedeutet, dass die Suche ohne Erfolg bleiben wird.

▶ **Tipp**

Manchmal ist es schwierig, sich Neues und Unbekanntes vorzustellen. Für das Verständnis des „responsive web design" sind folgende Quellen zu empfehlen und Testmöglichkeiten zu nutzen:

Google stellt einen Test zur Verfügung, um zu prüfen, ob eine Webseite für mobile Geräte optimiert ist: search.google.com/test/mobile-friendly.

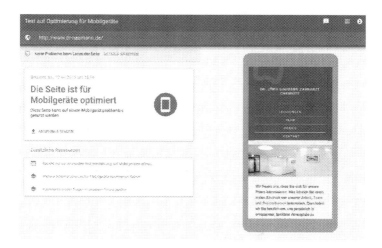

Screenshot: Auswertung eines Tests auf Optimierung für Mobilgeräte. (Quelle: Google GLL. search.google.com/test/mobile-friendly. Zugegriffen 30.10.2017. Google und das Google-Logo sind eingetragene Marken von Google Inc., Verwendung mit Genehmigung)

Der amerikanische Softwareanbieter Adobe bietet einige Video-Tutorials zum Thema „responsive web design" an: helpx.adobe.com/de/dreamweaver/how-to/responsive-web-design-basics.html.

Mithilfe kleiner Programme oder online nach Eingabe einer URL (engl., „Uniform Ressource Locator", im Sprachgebrauch als Internetadresse bezeichnet) lassen sich Websites in verschiedenen Bildschirmgrößen anzeigen, so zum Beispiel:

- quirktools.com/screenfly,
- responsivedesignchecker.com,

- ami.responsivedesign.is,
- lab.maltewassermann.com/viewport-resizer.

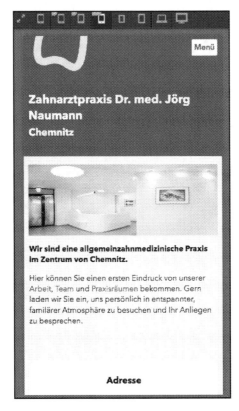

Screenshot: Startseite Website, Test mit dem Viewport resizer auf Aussehen der Webseite im Portraitformat des Apple iPhone 7 Plus. (Quelle: Eigene Darstellung, Zahnarztpraxis Dr. Naumann. Startseite. www.dr-naumann.de. Zugegriffen 09.09.2018)

Diese Testmöglichkeit besitzen auch Browser wie Firefox (developer. mozilla.org/de/docs/Tools/bildschirmgroessen-testen) oder Google Chrome (developers.google.com/web/tools/chrome-devtools/device-mode/emulate-mobile-viewports).

Eine Sammlung von inspirierenden Websites mit „responsive web design" gibt es beispielsweise auf Media Queries (mediaqueri.es) oder CSS Design Awards (www.cssdesignawards.com/website-gallery?-feature=responsive) zu sehen.

Nutzer schätzen sichere Websites

In einer Zeit, in der man häufig über Gefahr von Hacker-Angriffen und Sicherheitslecks liest oder Phishing-Mails, Viren und Trojanern ausgesetzt ist, haben Sicherheit und Vertrauen eine große Bedeutung.

Das Bundesamt für Sicherheit gibt Hinweise zum sicheren Bereitstellen von Web-Angeboten und die Empfehlung, auf JavaScript (eine Skriptsprache zum Steuern von Design und Verhalten einer Webseite) oder Plugins (kleine Zusatzprogramme, mit der der Funktionsumfang einer Software erweitert werden kann) zu verzichten (Bundesamt für Sicherheit in der Informationstechnik 2018). Begründet wird dies mit höheren Ladezeiten, einer Verlangsamung der Surfgeschwindigkeit und größerer Anfälligkeit für Abstürze. Basiert beispielsweise eine Website zur Darstellung multimedialer und interaktiver Inhalte auf der Technologie von Adobe Flash, so wird diese bei Fehlen des sog. Flash-Players nicht angezeigt und ist nicht nutzbar.

Schaut man in die Adressenzeile der Browser, dann entdeckt man Websites, die mit „http" oder mit „https" beginnen. Mit dem HyperText (HyperText ist ein Text, der nicht zwingend linear sein muss und der Links zu anderen Texten besitzt) Transfer Protocol Secure (HTTPS, englisch für „sicheres Hypertext-Übertragungsprotokoll") wird die Kommunikation Ihrer Nutzer mit Ihrer Website geschützt. Um HTTPS für eine Website einzurichten, benötigt man ein Sicherheitszertifikat, welches von Providern oder bei Zertifizierungsstellen wie beispielsweise Let's Encrypt (letsencrypt.org) erworben werden kann.

Gesicherte Verbindungen erhöhen das Vertrauen der Nutzer zu einer Website. Ab Juli 2018 wird beispielsweise der Browser Chrome mit der Veröffentlichung von Chrome 68 alle HTTP-Sites als „nicht sicher" markieren (Schechter 2018). Außerdem verwendet Google HTTPS zunehmend als Ranking-Signal (Ait Bahajji und Illyes 2014).

Nicht zuletzt wird der Erfolg der Website auch von deren Pagespeed (englisch für Seitengeschwindigkeit) im Bereich von Zehntelsekunden abhängen, sodass man sich in der Website-Entwicklung damit beschäftigen muss. Bekanntermaßen verlieren die Besucher oft genug die Geduld, wenn eine Seite nur langsam lädt, werden weniger Folgeseiten besucht und auf diese Weise das Suchmaschinen-Ranking verschlechtert.

▷ **Tipp**
Zur Überprüfung gibt es auch dafür verschiedene Testmöglichkeiten:

- Pagespeed Insights ist ein Google-Tool, welches Informationen in Bezug auf die Ladezeiten ausgibt: developers.google.com/speed/ pagespeed/insights.
- Alternativ lässt sich Ladegeschwindigkeit einer Website mit dem Pingdom Website Speed Test analysieren: tools.pingdom.com.
- Mit einem weiteren Google-Tool lässt sich die Leistung und Geschwindigkeit einer mobilen Seite testen: testmysite.with-google.com/intl/en-gb.

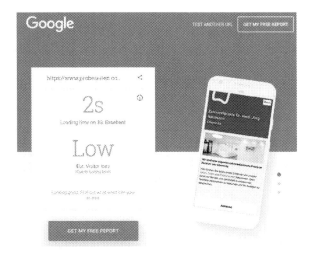

Screenshot: Testauswertung Startseite. (Quelle: Zahnarztpraxis Dr. Naumann. Startseite. testmysite.withgoogle.com/intl/de-de. Zugegriffen 17.07.2018. Google und das Google-Logo sind eingetragene Marken von Google Inc., Verwendung mit Genehmigung)

3.1.2 Domain und Provider aussuchen

Unter einer Domain versteht man einen weltweit nur einmal existierenden Namen sowie die Internetadresse, unter der die Website zu erreichen ist. Die Domain, zum Beispiel www.ihrepraxis.de, besteht aus zwei Teilen: dem Domain-Namen (ihrepraxis) und einer Endung (.de). Die Dateiendung ist häufig davon abhängig, ob Sie national (.de, .at, .ch) oder international tätig sind. Wenn Sie in Deutschland tätig sind, bietet sich die länderspezifische Top-Level-Domain (TLD) „.de" an.

Seit 2014 sind auch stadt- und regionengebundene Domains wie .berlin oder .bayern verfügbar. Diese sollen einen regionalen Bezug schaffen. Auch branchenspezifische Endungen wie .clinic, .dentist, .fitness, oder .surgery haben Einzug in den Medizin- und Gesundheitsbereich gefunden und sollen die intuitive Zuordnung von Websites zu bestimmten Themengebieten erleichtern. Im Moment ist noch nicht entschieden, ob die noch ungewöhnlich anmutenden Webadressen einen größeren Markteinfluss bekommen und auf Dauer akzeptiert werden.

Zu empfehlen ist mithin, einen aussagekräftigen Namen zu suchen, der kurz ist, sich gut lesen, merken und fehlerfrei schreiben lässt. Es sollte kein reißerischer Domainname sein, und er sollte auch keine fremden Namensrechte verletzten. Der Domainname darf eine Verbindung zu Ihrer Fachrichtung aufweisen und relevante Suchbegriffe enthalten. Vorstellbar sind zum Beispiel Kombinationen aus Fachrichtung und Name wie orthopaedie-name oder orthopaediepraxis-name. Zu empfehlen sind auch Eigennamen wie dr-name oder einer Kombination aus Fachrichtung und Stadt wie orthopaedie-stadt.

Prüfen Sie zunächst, ob der Name noch frei ist! Dies können Sie online bei der deutschen Registrierungsstelle für Domains DENIC (www.denic.de) tun. Alternativ können Sie in eine Suchmaschine das Wort „Domaincheck" eintragen. Von den angebotenen Auflistungen suchen Sie sich nun einen Anbieter heraus und testen, ob der von Ihnen gewählte Name noch frei ist.

Sobald Sie einen freien Namen gefunden haben, sollten Sie ihn wegen seiner Einmaligkeit umgehend registrieren.

Schließlich benötigen Internetseiten, die im weltweiten Web zu sehen sind, einen entsprechenden Speicherplatz, der auf einem speziellen Server (Netzwerkrechner, auf dem die Inhalte von Websites gespeichert sind) rund um die Uhr über das Internet verfügbar ist. Dieser Speicherplatz wird als Webspace bezeichnet. Da die Verwendung eines eigenen Servers für derartige Zwecke aufwendig und kostenintensiv ist, nutzen Privatpersonen und kleinere Unternehmen das sog. Webhosting – eine Dienstleistung, bei der Speicherplatz für Internetseiten auf externen Servern angemietet werden kann. Die Firmen, die das Webhosting ermöglichen, werden auch als Provider, Hoster oder Webhoster bezeichnet.

Die Wahl eines Providers ist von vielen Faktoren abhängig und wird hauptsächlich durch technische Anforderungen Ihrer Website bestimmt. Einfache Angebote stellen lediglich geringfügigen Speicherplatz bereit, komfortablere hingegen haben Server mit Unterstützung besonderer Skriptsprachen, Datenbanken oder die Umsetzung von Content Management Systemen im Angebot.

Allgemein bekannte Provider sind T-Online, Strato oder 1&1. Bei der Suche nach einem geeigneten Anbieter können Sie sich jedoch auch regional orientieren. Möglicherweise sind diese geringfügig teurer, haben dafür aber oft einen besseren Service und sind schnell erreichbar.

3.1.3   Ressourcen, Zeit und Budget einschätzen

Eine der beliebtesten, oft zu Beginn eines Projektes gestellte Frage ist die nach den Kosten einer Website. Im Gegenzug könnte auch gefragt werden: Was kostet eine Praxis?

Eine sorgfältige Planung ermöglicht, die inhaltlichen, finanziellen und zeitlichen Aufwendungen abzustecken und kleinere Projekte in der Regel mit festen Preisen zu kalkulieren. Eine Rolle spielt dabei, welche Ressourcen bereits vorhanden sind und welche zugekauft oder in Auftrag gegeben werden müssen. Einige Kosten werden einmalige, andere wiederum laufende sein. Mögliche Ausgaben sind zum Beispiel Kosten für:

- Domainnamen,
- Webhosting,
- Entwicklung eines Logos/Corporate Design,
- Werbematerialien,
- einen Texter oder professionellen Fotografen,
- Bilder,
- Agentur,
- Personalschulungen,
- Computer-Soft- und Hardware.

Es macht also immer Sinn, die eigenen Möglichkeiten und Anforderungen an eine Website zu hinterfragen, um erforderlichen Aufwand, Schwierigkeitsgrad und Zeit einschätzen zu können. Ein umgehender Beginn, die gezielte Zuweisung von Aufgaben an die Projektbeteiligten, die Aufteilung in überschaubare Etappen und genaue Terminierung garantieren Ihnen, dass das Projekt nicht stockt und schließlich zügig realisiert wird. Setzen Sie sich also einen Termin, bis zu dem die Website online stehen soll.

3.2   Inhalte sichten und über den Umfang der Website nachdenken

Zunächst steht die Frage: Sind Inhalte (englisch „content") vorhanden oder nicht? Falls nicht, müssen sie produziert werden.

Der Begriff „content" stellt den eigentlichen Inhalt einer Website dar und meint damit die dort verwendeten Texte, Bilder, Video- und Audiodateien oder Dokumente wie PDF-Dateien (Portable Document Format, ein plattformunabhängiges Dateiformat).

> ▶ **Tipp**
>
> Vor Beginn Ihrer Konzeption sollten Sie sich zunächst mit den juristischen Anforderungen für eine Praxis-Website beschäftigen. Es ist zum Beispiel erlaubt, sachlich über Kompetenzen und Leistungsangebote der Praxis zu informieren. Hingegen ist anpreisende, irreführende und vergleichende Werbung nicht zulässig. Beachten Sie deshalb die rechtlichen Vorschriften und die aktuelle Rechtsprechung – auch im Hinblick auf die für Websites zu tätigenden Pflichtangaben im Impressum und essenzielle Datenschutzerklärung.
>
> Zu empfehlen ist auch die Studie „Berufswidrige Werbung: 22 häufige Fehler auf Praxis-Webseiten" (Reif & Kollegen GmbH 2017).
>
> Sollten Sie sich unsicher fühlen, konsultieren Sie die Ärzte- und Zahnärztekammern, die auch Muster zur Verfügung stellen, oder holen Sie sich bei spezialisierten Juristen Rat und Hilfe.

Für eine bestehende Website bietet sich eine umfassende Bestandsaufnahme des vorhandenen Inhaltes (englisch „content inventory") an. Fassen Sie dazu die URL der Seiten, die Beschriftung des Navigations-Buttons, die Seitenüberschrift, den Seitentyp und die Art der Inhalte mit Ihren Anmerkungen in einer Tabelle zusammen (Tab. 3.1). Damit bekommen Sie einen Überblick über den Umfang einer Website, können einzelne Medientypen identifizieren und einzelne Gruppierungen und Kategorien überprüfen.

Danach sollten Sie kritisch den Inhalt prüfen und ihn nach verschiedenen Kriterien bewerten. Zu fragen wäre also:

- Ist der Inhalt für die Bedürfnisse der Nutzer und Erfüllung meiner Geschäftsziele relevant und von Nutzen?
- Wie aktuell ist der Inhalt?
- Ist er für den Nutzer richtig, verständlich und logisch organisiert?
- Ist er leicht zu erfassen und angenehm zu lesen?
- Ist er fehlerfrei?
- Ist es zu viel oder zu wenig Inhalt? Erscheint er als ausgewogen und vollständig?
- Ist die richtige Tonalität vorhanden?
- Finden sich im Inhalt relevante Schlüsselwörter, nach denen Nutzer suchen könnten, wieder?

Korrigieren Sie ggf. den Inhalt und aktualisieren und verbessern sie ihn; schreiben Sie ihn unter Umständen um. Empfehlenswert ist, frühzeitig Testpersonen zu befragen und in diesen Prozess einzubeziehen.

Tab. 3.1 Beispiel der Bestandsaufnahme einer Website. (Quelle: Eigene Darstellung)

	Titel	Überschrift	URL	Inhalt	Anmerkungen	…
1	Startseite		/index.html	Text + 4 Bilder	Bilder aktualisieren	
2	Leistungen	Leistungen	/leistungen.html	Text	Texte neu strukturieren	
3	Team	Team	/team.html	Text + 2 Bilder	Bild der neuen Mitarbeiterin einarbeiten	
4	Praxis	Praxis	/praxis.html	Text + 6 Bilder		
5	Kontakt	Kontakt	/kontakt.html	Text		

Sollten Sie noch keinen Inhalt erarbeitet haben, greifen Sie auf bekannte Forschungsergebnisse zurück. Nach Sander und Müller (Sander und Müller 2009) interessierten sich zum Beispiel die Probanden beim Besuch von zahnärztlichen Praxis-Websites für allgemeine Informationen wie Kontaktdaten, Praxislage, Sprechzeiten sowie zum Behandlungsspektrum und der Praxisphilosophie. Außerdem erwarteten sie Informationen und Bilder vom Team sowie der Praxis.

Die wesentlichen Informationen auf einer Praxis-Website sollten mittels Text zur Verfügung gestellt werden. Denn mit Text erreichen Sie nicht nur die Nutzer, sondern liefern auch wertvolle Daten für die Suchmaschinen, da Ihre Website aufgefunden werden soll. Entscheiden Sie, wie umfangreich Ihre Website werden soll, welche Inhalte wichtig sind und mit welchen Sie Ihre Website anreichern wollen. Folgende Punkte könnten Sie berücksichtigen:

• Lage der Praxis (Skizze, Landkarte) und Erreichbarkeit (Auto, Bahn, Bus),
• Lage von Parkplätzen an oder in der Nähe der Praxis,
• Möglichkeiten der Kontaktaufnahme (Telefon, Telefax, E-Mail, Kontaktformular, elektronische Terminreservierungen),
• Aussagen zum behindertengerechten Zugang (Haus- und Praxiseingang, Aufzug, Toilette),
• Aussagen zur Praxisphilosophie oder zum Praxisleitbild,
• Aussagen zur Vita, Qualifikationen, Publikationen, fachlicher Kompetenz,
• Vorstellung des Praxisteams und deren Qualifikation,
• Organisatorische Hinweise zur Praxisorganisation,
• Online-Rezeptbestellung,
• Hinweise für die Gesprächsvorbereitung,
• Informationen für zuweisende Ärzte,
• Aussagen zum Leistungsspektrum oder einzelnen Behandlungs- und Tätigkeitsschwerpunkten,

- Sprechzeiten, Erreichbarkeit außerhalb der Sprechzeiten, Hausbesuche, Spezial-sprechzeiten, Wochenend- und Notfalldienste, Hinweise auf lokale Notdienste,
- Mehrsprachigkeit,
- Stellenausschreibungen,
- Zugehörigkeit zu berufsbezogenen Gesellschaften, Vereinigungen und Verbänden,
- Aktuelle Informationen (Abwesenheit, Urlaub, Weiterbildung, Neuigkeiten aus der Praxis),
- Informationen zu Krankheitsbildern und Gesundheitsthemen,
- Informationen zur Diagnostik und Behandlungsverfahren,
- Links zu Selbsthilfegruppen,
- Alleinstellungsmerkmale,
- Kooperationspartner, Überweisungspraxis,
- Tipps oder Ratschläge für Patienten und Familienangehörige.

Erarbeiten Sie sich eine separate Übersicht zu den jeweiligen Inhalten, um diese zu einem späteren Zeitpunkt miteinander in Beziehung zu setzen und die Struktur Ihrer Website zu erschaffen.

Mit Abbildungen, also Fotografien, Zeichnungen und Illustrationen, können Sie Ihre Nutzer besser informieren und deren Emotionen beeinflussen. Sie sollten deshalb Bestandteil des Corporate Designs Ihrer Praxis sein und auf diese Weise die Glaubwürdigkeit und Wiedererkennbarkeit Ihrer Website erhöhen. Orientieren Sie sich dabei an den Zielen Ihrer Website und prüfen Sie vor allem:

- Sind Sie im Besitz eines Logos?
- Verfügt Ihre Praxis über ein Corporate Design?
- Welche Bilder stehen Ihnen zur Verfügung?
- Werden Sie einen professionellen Fotografen beauftragen oder Bilder bei Bild-anbietern im Internet zu erwerben? In diesem Fall beachten Sie, dass für die Benutzung von Bildern Lizenzgebühren anfallen können.

Anstelle von austauschbaren Bildmotiven der Bildanbieter sind qualitativ hoch-wertige eigene Fotografien vorzuziehen (Abb. 3.1). Eigene Bilder geben Sie Ihrer Praxis und Ihrem Team echte Gesichter und vermitteln auf diese Weise Vertrauen sowie die gewünschte Nähe und Sympathie.

Überlegen Sie auch, ob Videos zu Ihrer Konzeption passen und ob diese in einem solchen Maße nützliche zusätzliche Informationen bieten, die mittels Text und Bil-dern nicht vermittelbar sind. Hohe Übertragungsgeschwindigkeiten und leicht ver-fügbare Streaming- und Videoplattformen sowie Verbreitungsmöglichkeiten von Videos über Social Media tragen zu erhöhter Popularität bei. Möglicherweise stoßen

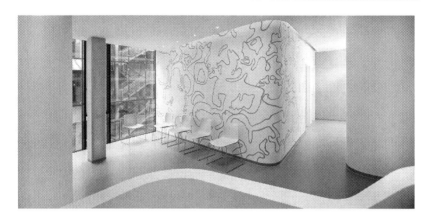

Abb. 3.1 Blick in den Wartebereich einer Praxis. (Quelle: Holger Vogel, FotoStudioWest)

Sie bei Ihrer Konkurrenzanalyse auf Videos von Praxen oder kennen Videos in Form von Webinaren, Videosprechstunden oder Produktpräsentationen.

Viele Websites bieten auch Zusatzinformationen zum Download an. Sie finden diese bei den Herstellern Ihrer Medizinprodukte in Form von Produktbroschüren, Betriebsanweisungen oder Sicherheitsdatenblättern. Anzubieten wären gleichermaßen Praxisinformationen, Behandlungsangebote, Anamnesebögen, Aufklärungsblätter, Fachartikel und weitere praxisrelevante Dokumente – am besten als PDF zum Download.

▷ **Tipp**
Die Anliegen von Patienten kann man auch gut mit kleinen Szenarios verdeutlichen.

Der Geschäftsreisende Herr M. ist zum ersten Mal in der Stadt und ohne Auto unterwegs. Er hat starke Schmerzen und ist deshalb auf der Suche nach einer allgemeinmedizinischen Praxis. Ihm steht ein Smartphone zur Verfügung.

Er wird sich nun fragen:

- Wo gibt es eine allgemeinärztliche Praxis?
- Wann hat sie geöffnet?
- Gibt es eine Akutsprechstunde?
- Wo liegt die Praxis und wie ist sie von meinem Standort aus erreichbar?
- Wie kann ich sie telefonisch erreichen?

Falls die Praxis-Website für Suchmaschinen optimiert ist, kann Herr M. sie sofort über eine Suchmaschinenabfrage finden. Um Nutzerbedürfnisse besser verstehen zu können, sollten Sie einige derartige Szenarios durchspielen.

3.3   Die Struktur für die Website entwickeln

Für die Erstellung der Informationsarchitektur Ihrer Website sind zunächst die vorliegenden Inhalte (vgl. Abschn. 3.2) zu ordnen, zu kategorisieren und mit Namen zu kennzeichnen. Im Ergebnis sollte eine Struktur Ihres Informationsangebotes vorliegen.

Organisieren und strukturieren
Das Ziel besteht darin, Inhaltselemente alphabetisch, zeitlich, örtlich, thematisch, in Kategorien oder nach anderen Kriterien zu ordnen und in eine Beziehung zueinander zu setzen, wobei es meist sehr exakte, teilweise aber auch zweideutige Organisationsmöglichkeiten gibt. Auf jeden Fall muss man versuchen, die Sichtweise der Nutzer einzunehmen.

Alphabetisch
Bei alphabetischer Ordnung wird der Inhalt in alphabetischer Reihenfolge organisiert, vergleichbar mit dem Index eines Fachbuches. Für eine Website bietet sich eine alphabetische Ordnung an, z. B. um eine große Anzahl von Mitarbeitern vorzustellen, verschiedene Erkrankungen aufzulisten oder eine Recherche über Stichworte anzubieten.

Zeitlich
Eine zeitliche Ordnung empfiehlt sich genau dann, wenn der zeitliche Ablauf für den Inhalt wesentlich ist. Für aktuelle Mitteilungen der Praxis, Eintragungen in einen Blog, die Auflistung von Publikationen oder eine Liste von Veranstaltungen wird der Inhalt meist zeitlich organisiert.

Örtlich
Unterschiedliche Standorte eines medizinischen Versorgungszentrums, auch von Praxen oder von Erkrankungen lassen sich gut nach ihrer Lage ordnen.

Dateiformat
Unterschiedliche Dateiformate – wie z. B. .pdf, .word, .mp3 – können ebenfalls als Ordnungskriterium Verwendung finden.

Struktur des Unternehmens
Eine Bevorzugung der Struktur des Unternehmens ist möglich, wird aber zu oft aus der Unternehmerperspektive heraus verfasst und läuft deshalb Gefahr, die Bedürfnisse der Zielgruppen zu vernachlässigen.

Art der Zielgruppen
Die Organisation erfolgt zugeschnitten auf separate Benutzergruppen. Standesorganisationen oder Kliniken sprechen oft unterschiedliche Zielgruppen an. Dies trifft auch für die Ansprache Patient/Überweiser, Kind/Jugendlicher/Erwachsener, Frau/Mann oder Kind/Eltern zu.

Thematisch
Auch eine thematische Ordnung ist möglich; z. B. lassen sich Erkrankungen nach Krankheitssymptomen sowie Art und Ort der Erkrankungen kategorisieren.

▶ **Tipp**
Das sogenannte „card sorting" ist eine einfache Methode zur Entwicklung benutzerfreundlicher Informationsstrukturen. Es empfiehlt sich, alle geplanten Website-Inhalte auf eine Karteikarte zu schreiben und diese unsortiert auszulegen.

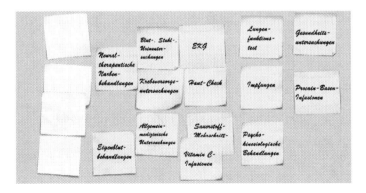

Unsortierte Karten für ein mögliches Behandlungsspektrum einer allgemeinmedizinischen Praxis. (Quelle: Eigene Darstellung)

Neben den Mitarbeitern der Praxis kann man auch praxisexterne Testpersonen bitten, die Karten zu sortieren, zu gruppieren und passende Oberbegriffe für deren Gruppierungen zu finden. Mit dieser Methodik erlangt man ein qualitativ fundiertes Verständnis für die Nutzer und ihr mentales Modell. Zudem lassen sich die Ergebnisse der

Testpersonen mit Ihren eigenen Überlegungen vergleichen und überprüfen, inwieweit diese identisch sind.

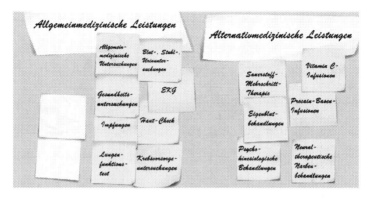

Karten nach Sortierung mit Beispielkategorien. (Quelle: Eigene Darstellung)

Für den Nutzer ist eine unbedingte Kategorisierung nicht immer sinnvoll. Deshalb sollte man für eine Entscheidung im jeweiligen Fall immer den Blick auf die
Zielgruppe richten.

▶ **Tipp**
Die Begriffe psychokinesiologische Behandlung und Procain-Basen-
Infusion (s. zweite Abbildung im vorangegangenen Tipp) sind in
„Alternativmedizinische Leistungen" aufgeführt. Die meisten Nutzer
werden diese Begriffe jedoch nicht verstehen. Nehmen Sie die Sicht-
weise des Nutzers ein, denn dieser fragt sich beispielsweise:

- Was kann ich gegen meine chronischen Schmerzzustände tun?
- Bietet jemand eine alternative Behandlungsmethode gegen meine
  chronischen Schmerzzustände an?
- Wer bietet alternative Behandlungsmethoden an?

Eine bewährte Möglichkeit, Inhaltselemente in eine Beziehung zueinander zu setzen, ist die Hierarchie. Websites, die auf hierarchischen Organisationsmodellen
basieren, lassen sich einfach und schnell verstehen. Bei Verwendung eines hierarchischen Systems ist zu entscheiden, welche Gruppen und Untergruppen den verschiedenen Ebenen zuzuordnen sind. Zu empfehlen ist, sich dafür in den Nutzer
zu versetzen, der meist auf unterschiedliche Weise zu einer Website gelangt.

Die Eingabe einer Internetadresse, entnommen von einer Visitenkarte oder einem Briefkopf, führt direkt auf die Startseite, also die Homepage. Eine andere Möglichkeit besteht darin, dass der Nutzer beliebige Unterseiten durch Links von anderen Websites, über Suchmaschinen, einem QR-Code (englisch „Quick Response", Möglichkeit der Darstellung von komplexen Informationen, ähnlich dem Bar- oder Strichcode an der Supermarktkasse, die schnell und unkompliziert wieder abgerufen werden können) oder über soziale Netzwerke erreicht.

Für die Herstellung der gewünschten Ordnung ist zu berücksichtigen, dass der Aufbau einer Hierarchie von beiden Seiten, also von der Startseite wie auch von den Unterseiten aus, erfolgen kann. Die Hierarchie kleiner Websites umfasst in der Regel eine Startseite mit verschiedenen Hauptebenen; bei größeren Websites hingegen kommt eine Vielzahl an Detailseiten hinzu.

▷ **Tipp**
Im Internet stellen viele Entwickler und Firmen kostenlos Quellcodes (Codes von Computerprogrammen), Frameworks (Rahmenstrukturen für Programmiergerüste) und Tools (Hilfswerkzeuge/-programme) zur Nutzung zur Verfügung, die in vielfacher Hinsicht nützlich sind – angefangen von einfachen Zeichenprogrammen, Programmen für die Bildbearbeitung bis hin zu Rahmen für die Formatierung von Websites.
Mit der Web-App Flowmapp (www.flowmapp.com) lassen sich beispielsweise Seitenstrukturen visualisieren und mit dem Tool Adobe XD (www.adobe.com/de/products/xd.html) das Design einer Website und interaktive Prototypen erstellen.

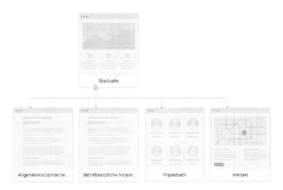

Seitenstruktur einer Praxis-Website mit flacher Hierarchie. (Quelle: Eigene Darstellung)

Meine Arztpraxis

Seitenstruktur einer Praxis-Website mit tiefer Hierarchie. (Quelle: Eigene Darstellung)

Inhalte kennzeichnen

Eine der wichtigsten Bestandteile, um sich auf einer Website zu orientieren, ist ein System von Kennzeichnungen. Im Wesentlichen gehören dazu die Bezeichnung der einzelnen Webseiten, der Inhalte und der Navigation. Alle drei sind sowohl für Nutzer als auch für Suchmaschinen zum Auffinden der Webseiten wichtig. So stellt sich der Nutzer beispielsweise folgende Fragen:

- Wo bin ich?
- Bin ich hier richtig?
- Entspricht die Seite meinen Erwartungen?
- Wohin kann ich gehen?
- Sollte ich auf diesen Link klicken?

Zu empfehlen ist, dem Dokument einen sinnvollen Namen zu geben. Dieser erscheint später als URL einer Webseite. Diese sollte kurz und beschreibend sein sowie wichtige Schlüsselworte aufweisen. Deshalb

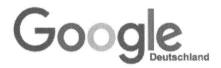

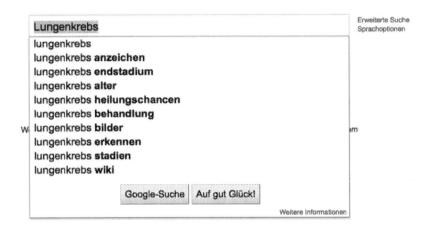

Abb. 3.2 Screenshot der Suche mit Google nach Informationen über Lungenkrebs. Während des Tippens eines Suchworts werden bereits beliebte Stichwörter aufgelistet. (Quelle: Startseite. Google LLC. www.google.de. Zugegriffen 31.10.2017. Google und das Google-Logo sind eingetragene Marken von Google Inc., Verwendung mit Genehmigung)

- überlegen Sie, wie sich der Inhalt kennzeichnen lässt,
- recherchieren Sie, nach welchen Schlüsselbegriffen und Keywords der Nutzer sucht (Abb. 3.2), und
- informieren Sie sich auch bei Ihren Mitbewerbern (vgl. Abschn. 3.3).

Die Beschreibung der Webseite sollte mit einem Seitentitel und einer Seitenbeschreibung versehen werden, da beide von hoher Relevanz für Suchmaschinen sind (Abb. 3.3).

▷ **Tipp**
Google bietet eine Vielzahl von Leitfäden und Tools an; Beispiele für die Suchmaschinenoptimierung (SEO) und die Keyword-Planung findet man unter:

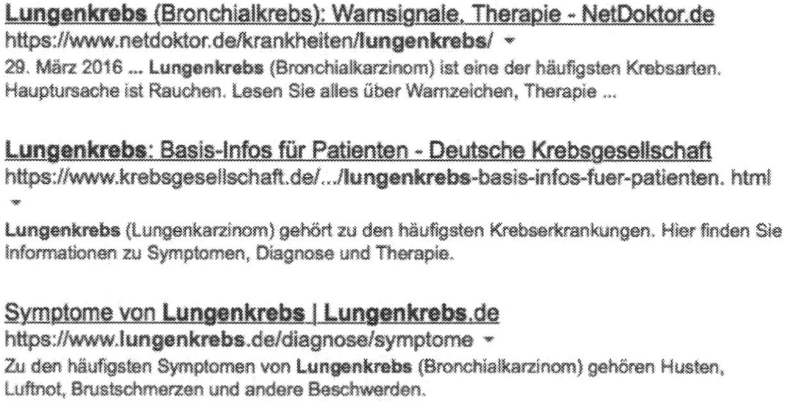

Lungenkrebs (Bronchialkrebs): Warnsignale, Therapie - NetDoktor.de
https://www.netdoktor.de/krankheiten/lungenkrebs/ ▾
29. März 2016 ... **Lungenkrebs** (Bronchialkarzinom) ist eine der häufigsten Krebsarten.
Hauptursache ist Rauchen. Lesen Sie alles über Warnzeichen, Therapie ...

Lungenkrebs: Basis-Infos für Patienten - Deutsche Krebsgesellschaft
https://www.krebsgesellschaft.de/.../lungenkrebs-basis-infos-fuer-patienten. html
▾
Lungenkrebs (Lungenkarzinom) gehört zu den häufigsten Krebserkrankungen. Hier finden Sie
Informationen zu Symptomen, Diagnose und Therapie.

Symptome von Lungenkrebs | Lungenkrebs.de
https://www.lungenkrebs.de/diagnose/symptome ▾
Zu den häufigsten Symptomen von **Lungenkrebs** (Bronchialkarzinom) gehören Husten,
Luftnot, Brustschmerzen und andere Beschwerden.

Abb. 3.3 Screenshot der Trefferliste nach der Suche von Informationen über Lungenkrebs. Angezeigt werden der Seitentitel, die URL und die Seitenbeschreibung, die wesentliche Faktoren für das weitere Klickverhalten darstellen. (Quelle: Startseite. Google LLC.
www.google.de. Zugegriffen 31.10.2017. Google und das Google-Logo sind eingetragene
Marken von Google Inc., Verwendung mit Genehmigung)

- support.google.com/webmasters/answer/7451184?hl=de,
- adwords.google.com/intl/de_de/home/tools/keyword-planner.

Im Folgenden soll der Frage nachgegangen werden, wie verschiedene Inhaltselemente nutzerfreundlich auf den einzelnen Webseiten anzuordnen sind und was
hinsichtlich der Navigation zu beachten ist.

3.4   Die Bestandteile einzelner Seiten ordnen und die Navigation konzipieren

Typische Seitenbereiche einer Website
Der Header (Kopfbereich) ist der obere Teil einer Webseite, der als Erstes beim
Aufrufen der Seite sichtbar wird. Er beinhaltet Grundelemente der Markenidenti-
tät – ein Logo, einen Schriftzug, ein prägnantes Bild und die Farben des Unternehmens – sowie die Schlüsselelemente der Navigation. Das kann zum einen die

Hauptnavigation mit den Links zu den grundlegenden Kategorien der Website und optional – oben rechts – eine ergänzende Navigation sein. In diesem Bereich sind oft eine Suchmaske, ein Log-in-Bereich, ein Sprachwechsler oder ein Hinweis auf Kontaktmöglichkeiten platziert (Abb. 3.4).

Der eigentliche Seiteninhalt wird meistens in einer breiteren Spalte unter dem Header platziert, bestehend aus Informationen zum Behandlungsspektrum (Abb. 3.5), zur Praxis, dem Team, Bildern sowie einem Kontaktformular oder der Anfahrtsskizze zum Praxisstandort.

Neben der URL für die Webseite ist es von Vorteil, deren Inhalt zu ordnen. Ziel ist, Informationen derart zu gruppieren, dass sie durch den Nutzer leicht aufgefasst und verstanden werden. Beispielsweise könnte die Seite Kontakt mit der Überschrift „Kontakt" versehen und eine zusätzliche Ordnung mit kleinen Informationseinheiten eingefügt werden (Abb. 3.6). Solche sind:

Anschrift und Kontakt

- persönliche Daten (Titel, Name, Berufsbezeichnung),
- Adresse (Straße, Postleitzahl, Ort, Bundesland),
- sonstige Kontaktinformationen (Telefonnummer, Telefaxnummer, E-Mail-Adresse),
- Sprechzeiten,
- Social Media (Facebook, Google plus, Twitter).

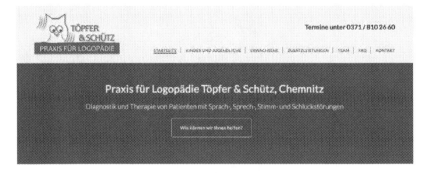

Abb. 3.4 Screenshot: Header der Startseite einer logopädischen Praxis. (Quelle: Praxis für Logopädie Töpfer & Schütz. Startseite. www.logopaedie-rabenstein.de. Zugegriffen 09.09.2018)

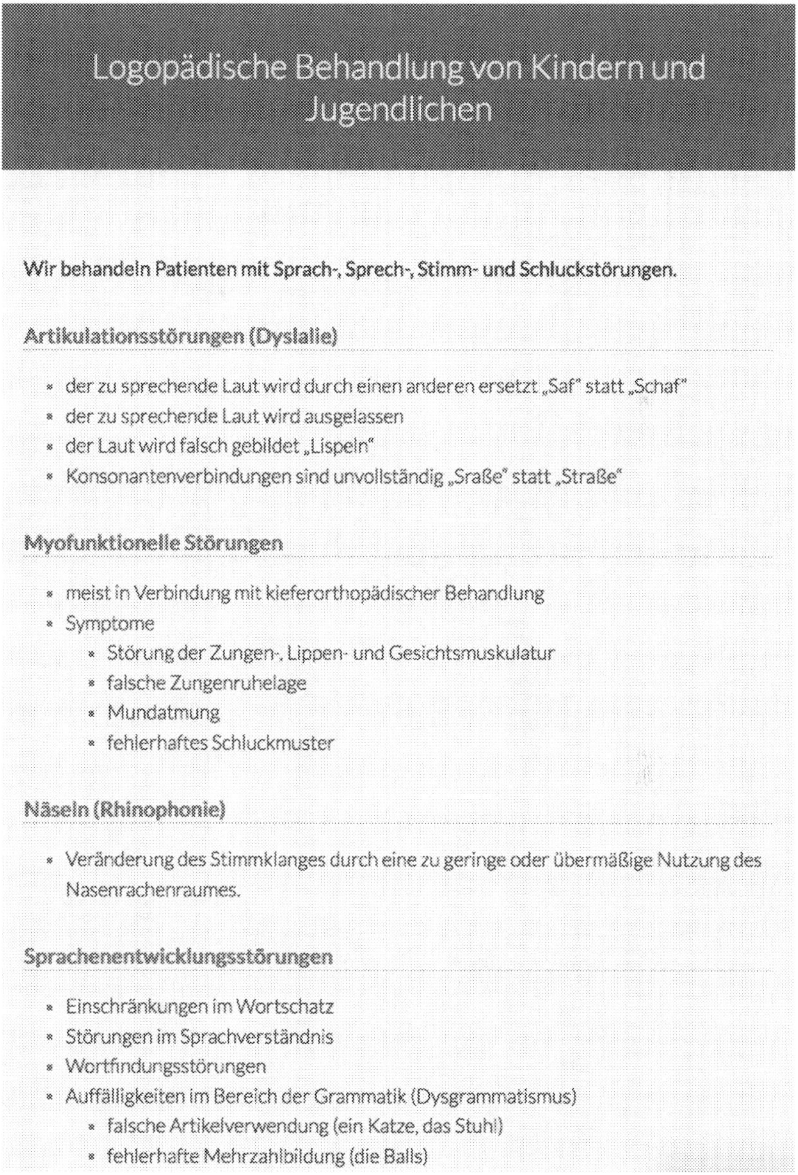

Logopädische Behandlung von Kindern und Jugendlichen

Wir behandeln Patienten mit Sprach-, Sprech-, Stimm- und Schluckstörungen.

Artikulationsstörungen (Dyslalie)

- der zu sprechende Laut wird durch einen anderen ersetzt „Saf" statt „Schaf"
- der zu sprechende Laut wird ausgelassen
- der Laut wird falsch gebildet „Lispeln"
- Konsonantenverbindungen sind unvollständig „Sraße" statt „Straße"

Myofunktionelle Störungen

- meist in Verbindung mit kieferorthopädischer Behandlung
- Symptome
  - Störung der Zungen-, Lippen- und Gesichtsmuskulatur
  - falsche Zungenruhelage
  - Mundatmung
  - fehlerhaftes Schluckmuster

Näseln (Rhinophonie)

- Veränderung des Stimmklanges durch eine zu geringe oder übermäßige Nutzung des Nasenrachenraumes.

Sprachenentwicklungsstörungen

- Einschränkungen im Wortschatz
- Störungen im Sprachverständnis
- Wortfindungsstörungen
- Auffälligkeiten im Bereich der Grammatik (Dysgrammatismus)
  - falsche Artikelverwendung (ein Katze, das Stuhl)
  - fehlerhafte Mehrzahlbildung (die Balls)

Abb. 3.5 Screenshot: Inhaltsbereich der Webseite einer logopädischen Praxis. (Quelle: Praxis für Logopädie Töpfer & Schütz. Startseite. www.logopaedie-rabenstein.de/kinder-und-jugendliche.html. Zugegriffen 09.09.2018)

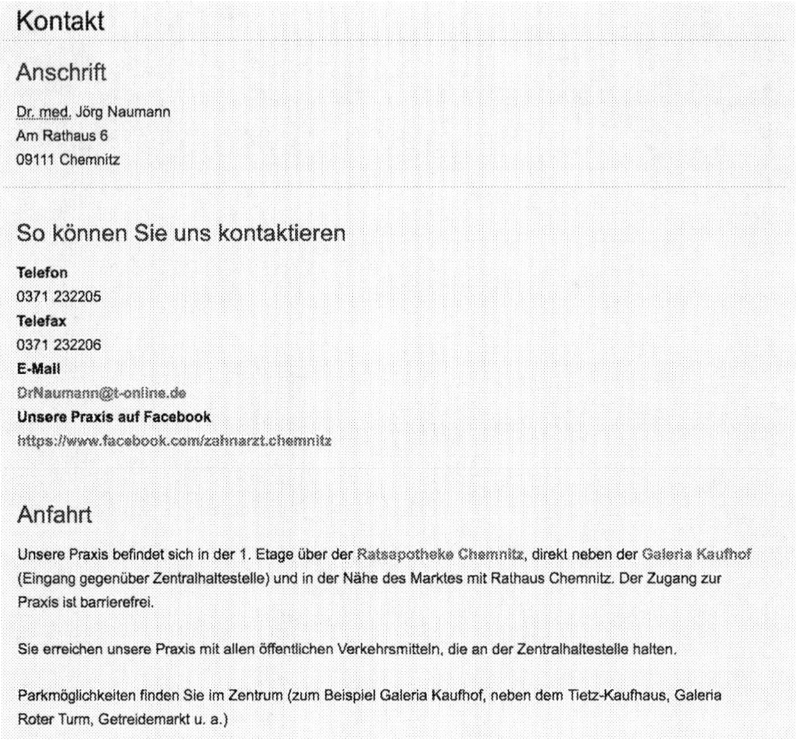

Kontakt

Anschrift

Dr. med. Jörg Naumann
Am Rathaus 6
09111 Chemnitz

So können Sie uns kontaktieren

Telefon
0371 232205
Telefax
0371 232206
E-Mail
DrNaumann@t-online.de
Unsere Praxis auf Facebook
https://www.facebook.com/zahnarzt.chemnitz

Anfahrt

Unsere Praxis befindet sich in der 1. Etage über der Ratsapotheke Chemnitz, direkt neben der Galeria Kaufhof
(Eingang gegenüber Zentralhaltestelle) und in der Nähe des Marktes mit Rathaus Chemnitz. Der Zugang zur
Praxis ist barrierefrei.

Sie erreichen unsere Praxis mit allen öffentlichen Verkehrsmitteln, die an der Zentralhaltestelle halten.

Parkmöglichkeiten finden Sie im Zentrum (zum Beispiel Galeria Kaufhof, neben dem Tietz-Kaufhaus, Galeria
Roter Turm, Getreidemarkt u. a.)

Abb. 3.6 Beispiel der Unterteilung des Inhalts einer Webseite „Kontakt" in übersichtliche
Informationseinheiten. (Quelle: Eigene Darstellung)

Anfahrt

- Markierung des Praxisstandortes auf einer Landkarte (auf der eigenen oder
  einer externen Website),
- Anfahrt mit PKW,
- Anfahrt mit öffentlichen Verkehrsmitteln.

Eine Erkrankung ließe sich folgendermaßen ordnen:

- Krankheitsbezeichnung und Definition,
- Symptome,
- Ursachen und Prävention,
- Prüfung und Diagnostik,
- Behandlung,
- Nachsorge,
- Prävalenz und Überlebensrate.

Wie man dieses Beispiel nutzerfreundlich aufbereitet, beschreibt der Abschn. 4.2. Als Ergänzung zum eigentlichen Hauptinhalt sind die sog. Sidebars (Seitenleisten) zu empfehlen. In diesen finden eventuell vorhandene Subnavigationen oder zusätzliche Informationen Platz, z. B. Hinweise auf Kontaktmöglichkeiten, Adresse, Anfahrt und Sprechzeiten (Abb. 3.9).

Der Footer (Fußbereich) ist der untere Abschluss der Webseite. In diesem platziert man oftmals Komponenten erweiterter Kommunikation: Manchmal werden die Hauptnavigation wiederholt und Links zu Impressum und Datenschutzerklärung angeboten. Außerdem bietet sich auch im Footer die ständige Präsentation von Kontaktdaten, Sprechzeiten und Social-Media-Icons an.

Die Navigation ermöglicht, durch Links, Labels, Buttons sowie weitere Elemente den Zugang zu den verschiedenen Seiten zu gewährleisten und hilft, sich bei der Interaktion mit der Website zu orientieren. Für eine überschaubare Anzahl an Elementen einer Ebene werden diese oft horizontal angeordnet. Vertikale Navigationen hingegen platziert man oft links, insofern der Bildschirm nicht ausreichend Platz bietet, Bezeichnungen zu lang sind oder für Unterkategorien. Hingegen lassen sich ergänzende Informationen mit Textlinks realisieren (Abb. 3.7).

Die Navigation ist hilfreich, Zusammenhänge zwischen verschiedenen Informationen aufzuzeigen. Die Realität stellt sich allerdings oft anders dar, denn mitunter

- klickt man auf einen Hyperlink (Link) oder Button, gelangt jedoch nicht zu dem gewünschten Ziel bzw. erhält eine Fehlermeldung,
- rätselt man, weil die Begriffe (wo/was/wir) zu wage oder zu spezifisch sind,
- benutzt man den Firmenjargon oder
- folgt einem Link probehalber, da man sich unter dem Namen nichts vorstellen kann.

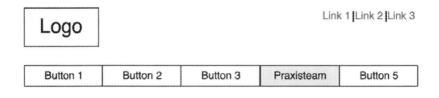

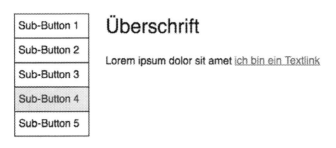

Abb. 3.7 Anordnung von Navigationselementen. (Quelle: Eigene Darstellung)

Es empfiehlt sich deshalb, die Navigation aus der Sicht Ihrer Nutzer zu betrachten und komplexe Dinge einfach darzustellen. Für die Namensgebung heißt dies:

- für die Beschriftung der Navigation sind jene Schlüsselwörter zu finden, nach denen Nutzer suchen,
- keine Fachausdrücke, Fremdwörter, Abkürzungen oder Fantasienamen zu verwenden,
- den richtigen Ton zu treffen,
- aussagekräftige Beschriftungen zu finden.

Mit der URL, dem Seitentitel, Überschriften und der Beschriftung der Navigation ergibt sich eine große Palette von Möglichkeiten von Kennzeichnungen (Abb. 3.8).

▶   **Tipp** Mit dem Hervorheben eines aktiven Links der jeweils geöffneten
        Webseite erleichtern Sie die Orientierung.

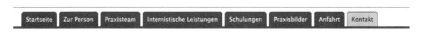

Hervorgehobener, aktiver Link einer Webseite. (Quelle: Eigene Darstellung)

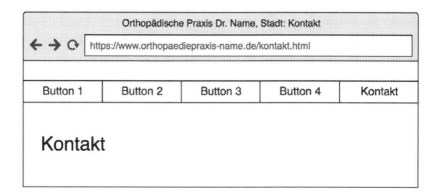

Abb. 3.8 Auswahl verschiedener Kennzeichnungen einer Webseite (Titel, URL, Button, Seitenüberschrift). (Quelle: Eigene Darstellung)

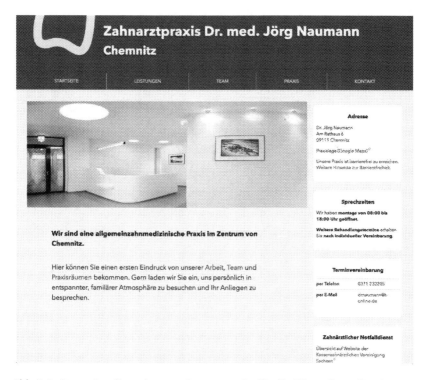

Abb. 3.9 Screenshot: Startseite www.dr-naumann.de. (Quelle: Eigene Darstellung)

Die besondere Rolle der Homepage

Die Homepage oder Startseite ist eine der wichtigsten Positionen einer Website und damit von hoher strategischer Bedeutung. In nur kurzer Zeit fällt die Entscheidung zur weiteren Nutzung der Website und ob diese den Erwartungen des Nutzers entspricht.

Eine Homepage soll den Besucher überzeugen, dass es sich um eine Praxis-Website handelt und er die wichtigsten Informationen schnell erreichen kann. Das Corporate Design sollte einmalig sein und sich von dem anderer Websites unterscheiden (Abb. 3.9). Mit einem Leitbild oder einer informativen Beschreibung lassen sich Aufmerksamkeit erzielen und Kerninhalt der Website verdeutlichen. Teaser ermöglichen schließlich, wichtige Themen anzureißen und den Nutzer auf die entsprechenden Unterseiten weiterzuleiten.

Konzentrieren Sie sich also auf das Wesentliche!

3.5   Mit einem Designentwurf abschließen

Es gilt der Grundsatz: Eine Website sollte nicht nur hinsichtlich ihrer Ästhetik überzeugen, sondern auch funktionieren und die Interaktionen mit den Nutzern ermöglichen. Die Entscheidungen dazu sollten zu Beginn und im Verlauf der Website-Konzeption getroffen werden. Das betrifft insbesondere die Inhalte, aber auch Überlegungen zum Corporate Design, zu den Zielen der Website, zu Aufbau, Struktur, Umfang sowie zu technischen Anforderungen.

Bis zum finalen Design ist es ein langer Weg. Er kann mit einfachen Skizzen oder mithilfe eines Zeichenprogrammes, auch unter Verwendung von WORD, EXEL oder POWERPOINT, beginnen. Erste Entwürfe sollten zielgerichtet erweitert und optimiert werden, wobei die Erwartungshaltung des Zielpublikums im Auge zu behalten ist. Überprüfen Sie Ihre Entscheidung, indem Sie mit Ihrem Team, den Nutzern und Experten diskutieren und deren Standpunkte und Vorschläge rechtzeitig einbeziehen.

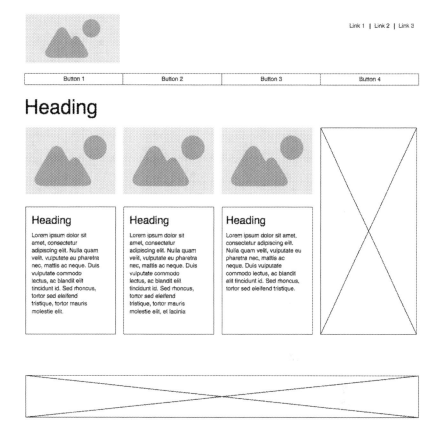

Abb. 3.10   Wireframe einer Startseite. (Quelle: Eigene Darstellung)

Im Entwicklungsprozess lassen sich mit sogenannten Wireframes (englisch, Drahtgerüst) Inhaltselemente und deren Anordnung platzieren (Abb. 3.10 und 3.11) und mit Mockups (englisch, Modell/Nachbildung) Informationen zu Farben, Formen und Schriften realisieren. Um Benutzer die Website erleben zu lassen, kommen

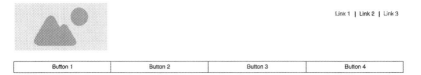

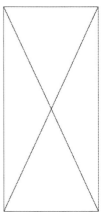

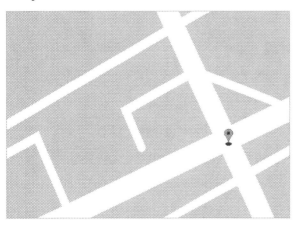

Abb. 3.11 Wireframe einer Kontaktseite. (Quelle: Eigene Darstellung)

auch klickbare Prototypen zum Einsatz. Diese Visualisierungsformen dienen – oft frühzeitig – als Hilfsmittel im Entwicklungsprozess und unterstützen die Gestaltung von Internetseiten und die Planung optimaler Benutzerführung (vgl. Abschn. 3.3).

Nutzerfreundlichkeit und Barrierefreiheit berücksichtigen

4

4.1 Die Rolle der Konsistenz

Websites sollten grundsätzlich leicht wiedererkennbar sein. Wichtige Seitenelemente sollten möglichst an der Stelle platziert sein, an der sie auf anderen Websites bereits wahrgenommen wurden und deshalb erwartet werden. Beispielsweise steht ein Logo fast immer links oben und verfügt über einen Link, der auf die Startseite führt. Die Hauptnavigation ist oftmals horizontal im oberen oder vertikal im linken Seitenbereich angeordnet. Auf umfangreicheren Seiten erwartet man die Suchmaske rechts oben. Der Nutzer soll alles intuitiv finden, da er bestimmte Erfahrungen und Vorstellungen besitzt und sich ohne Nachdenken zurechtfinden möchte. Deshalb sollten

- wiederkehrende Elemente eine einheitliche Bezeichnung erhalten,
- die Tonalität einheitlich gehalten und
- Farben, Schriften sowie das allgemeine Erscheinungsbild die Wiedererkennbarkeit garantieren.

In Form von Styleguides (Gestaltungsrichtlinien) lassen sich einheitliche Richtlinien und Hinweise für die Website-Gestaltung definieren. Hilfreich für eine konsistente Gestaltung einer Website sind zudem rasterbasierte Layouts und ein durchgängig verwendetes Design. Raster (englisch „grids") sind eine Anordnung von vertikalen und horizontalen Linien, die der Platzierung von Inhalten dienen.

Auf Raster basierende Websites wirken harmonischer und werden durch Nutzer als professioneller empfunden.

© Springer Fachmedien Wiesbaden GmbH, ein Teil von Springer Nature 2019
J. Naumann, *Websites für Arztpraxen,* essentials,
https://doi.org/10.1007/978-3-658-24417-0_4

4.2   Texte verständlich gestalten

Lesen am Bildschirm ist anstrengend. Nutzer lesen deshalb weniger, sondern scannen eher eine Webseite. Scannen bedeutet, dass der Nutzer einen Text überfliegt und nach Wörtern sucht, die ihm genau jene Informationen vermitteln, nach denen er gesucht hat. Text wird also nur bei besonderem Interesse intensiver gelesen. Konzentrieren Sie sich deshalb auf Ordnung und Schwerpunkte, die es dem Nutzer Ihrer Website ermöglichen, Inhalte leicht und schnell zu erfassen. Überlegen Sie:

- Warum schreibe ich diesen Text?
- Was ist meine Kernbotschaft?
- Für wen schreibe ich diesen Text?
- Welche Reaktion erwarte ich?

Der Nutzer Ihrer Website fragt sich:

- Worin besteht das konkrete Angebot?
- Wie erhalte ich die erhoffte Information?

Nutzer haben meist ein bestimmtes Anliegen oder suchen nach Informationen zu bestimmten Problemen. Sie möchten deshalb schnell bedient werden, wobei der richtige, relevante und aussagekräftige Inhalt im Vordergrund steht. Dazu ist empfohlen:

- eine klare Überschrift zu finden, die über den Inhalt informiert und die Aufmerksamkeit erregt,
- eine visuelle Hierarchie zu schaffen, d. h. Überschriften deutlich abzuheben, Unterüberschriften zu verwenden und den Inhalt in Teilbereiche zu gliedern,
- Sätze kurz und prägnant zu verfassen, Inhalte in einzelne Absätze zu gliedern, dabei ausreichend Leerraum zu beachten,
- Schlüsselwörter oder wichtige Sätze durch Fettschreibung auszuzeichnen,
- ausreichend Kontrast zu gewährleisten,
- Synonyme zu finden, welche Fach- oder Fremdworte verständlich machen,
- wenig bekannte Abkürzungen auszuschreiben oder bei erstmaliger Verwendung zu erklären,
- fehlerfrei zu schreiben (Abb. 4.1).

Lungenkrebs

Lungenkrebs ist eine bösartige Erkrankung der Lunge. Es gibt im Wesentlichen zwei Arten von Lungenkrebs: den kleinzelligen und nicht-kleinzelligen. Der nicht-kleinzellige ist in mehreren Untergruppen geteilt.

Symptome

Die Symptome von Lungenkrebs variieren von Person zu Person und sind abhängig vom Sitz des Tumors und der Tumorgröße.

Die häufigsten Symptome sind:

- Husten
- Kurzatmigkeit
- Blut im Speichel
- wiederkehrende Infektionen der Atemwege
- Schmerzen in der Brust
- Schmerzen zwischen den Schultern

Husten kann ein frühes Symptom der Reizung der Bronchien sein. Raucher haben oft Husten. Sie sollten auch neu auftretenden Husten beachten, der schon zwei bis drei Wochen andauert und nicht im Zusammenhang mit einer Erkältungskrankheit steht.

...

Ursachen und Prävention

Lungenkrebs ist eine der wenigen Krebsarten, wo die Hauptursache der Krankheit bekannt ist.

...

Abb. 4.1 Beispiel der Formatierung einer Webseite. (Quelle: Eigene Darstellung)

Seiten lassen sich untereinander verlinken, um zum Beispiel der Frage „Wie geht man mit Müdigkeit, Hautreaktionen, Schmerzen im Rachen und Speiseröhre, Übelkeit und Appetitlosigkeit, Haarausfall, Kopfschmerzen nach der Behandlung eines Lungenkrebses um?" nachzugehen, dafür auf eine andere Website zu verweisen und auf dieser eine Antwort bereitzustellen.

4.3   Mit Kontrast sieht man besser

Für die Gestaltung einer Website ist Kontrast eines der wichtigsten Mittel, Aufmerksamkeit zu erregen. Elemente der Website, die sich von anderen Elementen deutlich unterscheiden, heben sich aus der Masse heraus und werden meist eher beachtet. Deshalb ist Kontrast unabdingbar für das Herausheben eines Textes vor

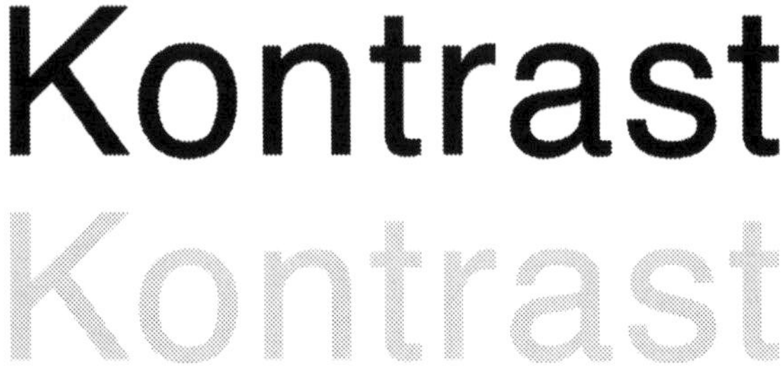

Kontrast

Kontrast

Abb. 4.2 Beispiel guten und schlechten Kontrastes von Text. (Quelle: Eigene Darstellung)

seinem Hintergrund (Abb. 4.2). Er spielt auch für die Zusammenfassung von konzeptionellen Gruppen, wie einzelne Abschnitte eines Textes, zusammenhängende Navigationen und Lage einzelner Seitenabschnitte eine große Rolle.

Eine Aussage, inwieweit ein Text genügend Kontrast gegenüber dem Hintergrund aufweist, lässt sich mittels eines sogenannten Color Contrast Checkers überprüfen (vgl. webaim.org/resources/contrastchecker).

4.4 Benutzerfreundliche Farben auswählen

Stimmt es, dass die Farbe Weiß für Tod und Trauer steht?

Es stimmt genau dann, wenn man diese Aussage z. B. aus der Sicht des chinesischen Kulturraums betrachtet. Farben haben also in unterschiedlichen Kulturen verschiedene Bedeutung. Daraus ergibt sich, dass man bei einer mehrsprachigen Website die Bedeutung der Farben berücksichtigen muss.

Farbe ist mithin ein wichtiger Bestandteil im Webdesign. Wählen Sie deshalb ein Farbschema, das gut mit einem existierenden Logo oder den in Ihrer Praxis verwendeten Farbvarianten harmoniert. Eine geeignete Farbgebung erhöht die ästhetische Qualität Ihrer Website und macht sie besser identifizier- und wiedererkennbar. Gleichermaßen dienen Farbkontraste der Verbesserung von Orientierung und Lesbarkeit.

Ein Link lässt sich zum Beispiel so darstellen, dass er sich farblich und unterstrichen vom übrigen Text absetzt. Unterschiedliche Farben geben wichtige Hinweise für die Orientierung und zur Bedienung – z. B. für einen Button oder eine Navigationsleiste.

Nicht zuletzt sind Farben geeignet, bewusste und unbewusste Reaktionen sowie bestimmte Gefühle hervorzurufen.

Um passende Farbkombinationen zu finden, existieren verschiedene Tools. Beispielsweise ist Adobe Color CC (color.adobe.com/de/create/color-wheel) ein Service des amerikanischen Software-Herstellers Adobe, mit dem Sie die gewünschten Farbthemen erstellen, herunterladen und verwalten können. Andere Online-Farbgeneratoren sind Paletton (paletton.com) oder Colormind (colormind.io); letzterer nutzt künstliche Intelligenz für die Erstellung harmonischer Farbpaletten.

4.5 Auch Blinde wollen lesen

Laut Statistischem Bundesamt lebten in Deutschland 2013 über zehn Millionen Menschen mit einer Behinderung (Statistisches Bundesamt). Nach der dort vorgenommenen Klassifikation ist durchschnittlich jeder achte Einwohner, immerhin 13 % der Bevölkerung, behindert.

Behinderungen sind vielfältig. Doch wer sind die Benutzergruppen, für die ein Abbau von Barrieren wichtig wäre, und was könnte für sie getan werden?

Menschen mit Sehbehinderung

Nutzer können blind, sehschwach oder farbfehlsichtig sein oder Probleme mit der Lichtempfindlichkeit haben. Blinde Nutzer können sich Texte durch ein Bildschirmleseprogramm (Screenreader) vorlesen lassen oder sie nutzen Ein- und Ausgabegeräte mit Braille-Schrift. Menschen mit Sehbehinderungen können einen Bildschirm mit einer Bildschirmlupe vergrößern, dabei auch Schrift und Farben ganz individuell einstellen.

Da blinde Menschen keine Bilder sehen können, empfiehlt es sich, diese mit alternativen Texten zu beschreiben.

Schwierigkeiten bereiten auch kontrastarme Texte. Diese sind schwer lesbar und damit für bestimmte Personen nicht zugänglich. Für Menschen mit Farbenblindheit ist es fast unmöglich, Texte mit geringem Kontrast zu lesen, weil die Farben – je nach Schwere der Behinderung – in unterschiedlichen Grautönen erscheinen. Nutzer mit einer Rot-Grün-Blindheit haben Schwierigkeiten mit der Farbwahl. Deshalb soll der Farbkontrast einer Website hoch sein, um die Lesbarkeit zu optimieren. Hintergrundbilder, die eine breite Palette von Farben haben, sollten vermieden werden.

Im Internetangebot sind einige Tools verfügbar, mit denen Farbfehlsichtigkeit simuliert und Probleme aufgezeigt werden können:

- Mit WAVE (Web Accessibility Evaluation Tool) lässt sich nach Eingabe einer URL (wave.webaim.org) prüfen, ob alternative Texte zur Bildbeschreibung fehlen oder ob es Farbkontrastprobleme gibt.
- Farbsehbehinderungen lassen sich mit dem Color Blindness Generator (www. color-blindness.com/coblis-color-blindness-simulator) simulieren.

Motorische Einschränkungen
Menschen mit motorischen Einschränkungen können Schwierigkeiten bei der Nutzung einer Computermaus haben, sie benötigen mehr Zeit und haben Schwierigkeiten, kleine Elemente auszuwählen. Computer lassen sich jedoch auch durch Mund, Augen oder Spracheingabe steuern. Menschen, die nicht in der Lage sind, eine Maus mit Präzision zu verwenden, navigieren oftmals mit der Tastatur durch die Website. Für solche Anwender können bestimmte Elemente wie Links, Formularfelder und Schaltflächen durch visuelle Fokussierung sichtbar gemacht werden.

Hürden sind vielfältig
Viele haben Schwierigkeiten mit Video- und Audiodateien. Um einen Zugang zu einem reinen Videocontent zu gewährleisten, müsste eine Beschreibung mithilfe einer Audiodatei oder die Verwendung von Untertiteln erfolgen. Eine reine Audiodatei könnte auch als zusätzliches Dokument verfügbar gemacht werden.

Menschen mit fehlendem Erinnerungsvermögen, Legasthenie, Ablenkbarkeit oder Lernschwierigkeiten hilft man mit gut strukturiertem, semantisch organisiertem Inhalt. Das Einhalten der Webstandards und gültigem HTML hilft, Darstellungsprobleme und Inkompatibilitäten zu vermeiden.

Die Barrierefreiheit einer Webseite lässt sich erhöhen, wenn die Texte möglichst kurz und mit wenigen Fachwörtern versehen sind, sodass auch Menschen mit geringem Sprachverständnis den Inhalt verstehen. Illustrationen und Diagramme helfen diesen Personengruppen für die Verständlichkeit. Menschen mit Anfallsleiden können mit epileptischen Anfällen reagieren, so sie auf blinkende Elemente stoßen; diese sollten deshalb vermieden werden.

Barrierefreiheit kommt nicht nur Behinderten zugute
Weitere Hindernisse können sich für Menschen auftun, die nicht an einer Behinderung leiden, aber dennoch Schwierigkeiten beim Bedienen des Computers oder bei bestimmten Websites haben. Das können Menschen sein, die nur

vorübergehend eingeschränkt sind oder die nicht fließend deutsch sprechen, aber auch Personen, die keine Tastatur oder Maus benutzen, die keine Bilder laden können oder denen bestimmte Skriptsprachen oder Plugins an ihrem Arbeitsplatz sicherheitsbedingt nicht zugängig sind. Gleichermaßen tun sich viele Senioren schwer mit komplizierten Webseiten mit vielen unübersichtlichen Funktionen (Naumann 2016, S. 40 f.).

Agentur und Briefing

5

Möglicherweise geraten Sie irgendwann auch an einen Punkt, an dem Sie die Hilfe eines externen Dienstleisters in Anspruch nehmen möchten – sei es wegen fehlender eigener Ressourcen, der Komplexität der Aufgabe oder der vielen Anforderungen. In diesem Falle sollten Sie trotz allem Ihren Einfluss auf die Entwicklung behalten. Bereiten Sie den Kontakt zu einer professionellen Agentur vor, dann wären folgende Hinweise hilfreich:

- Schauen Sie sich Websites von Agenturen im Internet an.
- Erkundigen Sie sich, welche Anbieter Websites von Kollegen umgesetzt haben.
- Fragen Sie Kollegen nach deren Erfahrungen.
- Inwieweit verfügt der externe Dienstleister über Kenntnisse zu den Spezifika Ihrer Branche?
- Lassen Sie sich Arbeitsproben und Referenzen erläutern und fragen Sie Referenzkunden nach dem Ablauf des Projektes und deren Zufriedenheit.
- Versuchen Sie, den Dienstleister kennenzulernen. Gute Dienstleister nehmen sich meist Zeit und reagieren nicht mit oberflächlichen Antworten. Lassen Sie sich ein detailliertes und seriöses Angebot unterbreiten.
- Eine fruchtbare Zusammenarbeit hängt auch von persönlichen Eindrücken, gegenseitigem Respekt und gutem Verstehen ab.

Die Basis einer Erfolg versprechenden Zusammenarbeit mit einem Dienstleister ist eine klare Problem-, Aufgaben- und Zuständigkeitsdefinition, welches durch ein ausführliches Briefing, alle Ihre Praxis betreffenden Informationen enthaltend, festgehalten werden sollte.

© Springer Fachmedien Wiesbaden GmbH, ein Teil von Springer Nature 2019
J. Naumann, *Websites für Arztpraxen*, essentials,
https://doi.org/10.1007/978-3-658-24417-0_5

Folgende Informationen wären für einen Dienstleister von Interesse und dienen typischerweise auch als Leistungsverzeichnis bei einem Outsourcing als Bestandteil des Vertrages:

Allgemeine Informationen über Ihre Praxis
- Wie heißt Ihre Praxis?
- Beschreiben Sie Ihre Praxis und deren Philosophie!
- Beschreiben Sie das Produkt oder den Service, den Ihre Website anbieten wird!
- Wer sind die Ansprechpartner Ihrerseits für das Projekt und welche Rollen spielen sie?

Über Ihr Projekt
- Geht es um eine neue Website, die Überarbeitung einer Website oder um partielle Optimierungen einer bestehenden Website?
- Was ist der Grund für diese Veränderungen?
- Wie lautet Ihre Website-Adresse?
- Wann wurde Ihre Website das letzte Mal überarbeitet?
- Was wollen Sie mit einem Relaunch verändern bzw. verbessern?
- Was soll die Website bezwecken?
- Welche Websites sehen Sie als Mitbewerber? Stellen Sie deren Stärken und Schwächen dar!
- Gefallen Ihnen andere Websites? Wenn ja, wodurch?
- Was unterscheidet Ihre Website von den Mitbewerbern?
- Besitzen Sie ein Alleinstellungsmerkmal, was Sie von anderen Praxen unterscheidet?
- Besitzen Sie eine Vorstellung, wie und durch wen Ihre Website nach der Veröffentlichung gepflegt werden soll?

Über Ihre Nutzer
- Beschreiben Sie primäre und sekundäre Nutzer Ihrer Website!
- Mit welchem Anliegen kommen Nutzer zu Ihrer Website?
- Welche Zielgruppen sollen angesprochen werden?
- Welche Zielgruppe ist am wichtigsten?
- Was sollen Ihre Nutzer hauptsächlich tun?
- Welche Nutzerbedürfnisse erfüllt Ihre jetzige Website?
- Welche Nutzerbedürfnisse werden derzeit nicht erfüllt?
- Wurde die Nutzerfreundlichkeit Ihrer Website getestet?

Über Ihre Marke
- Besitzen Sie ein Corporate Design?
- Welche Emotionen soll Ihre Website hervorrufen?
- Wie soll Ihre Website aussehen?
- Verfügen Sie über Gestaltungsrichtlinien?

Umfang und Besonderheiten
- Planen Sie die Veröffentlichung von Video- und Audiodateien?
- Verwenden Sie ein Content Management System (CMS) – zu verstehen als Software zur Erstellung, Bearbeitung und Organisation von Inhalten?
- Wenn ja: Welches CMS verwenden Sie?
- Wenn nein: Soll eine neue Website ein CMS verwenden? Haben Sie eine Vorstellung, welche Lösung Sie verwenden möchten?
- Gibt es Schnittstellen zu Drittanbietern, die zu berücksichtigen wären?
- Sind mehrere Sprachfassungen geplant?
- Wie viele Seiten sollte die Website in etwa umfassen?
- Existieren schon Inhalte für Ihre Website?
- Benötigen Sie Hilfe bei der Konzeption, der inhaltlichen Gliederung oder dem Erstellen von Inhalten?

Technische Anforderungen
- Beschreiben Sie technische Anforderungen, die bislang noch nicht benannt worden sind!
- Soll die Website auf verschiedenen Endgeräten wie Desktop-PC, Tablet und Smartphone gängig sein?
- Gibt es eine Domain?
- Gibt es einen Server, auf dem die Website laufen soll?
- Soll eine Datenbank integriert werden?
- Mit welchen Browserversionen soll Ihre Website funktionieren?

Zeit und Geld
- Wann soll das Projekt beginnen?
- Wann soll das Projekt enden?
- Gibt es besondere Gründe für diese Termine?
- Benennen Sie das Budget, welches Sie für die Umsetzung Ihrer Website einsetzen können bzw. möchten!

Im folgenden Kapitel wird eine Anzahl von Möglichkeiten, eine Website selbst zu erstellen und zu veröffentlichen, aufgeführt.

Produktion und Website-Pflege

6

Content Management Systeme

Mit einem CMS lassen sich Websites trotz fehlender Programmierkenntnisse selbst erstellen, verwalten und ändern. Für die Wahl eines passenden CMS empfiehlt es sich, im Vorfeld Informationen zu Eigenschaften sowie Vor- und Nachteilen der Software einzuholen.

▶ **Tipp** Das Projekt CMS Garden (www.cms-garden.org/de) stellt Content Management Systeme vor. Zum Testen stehen meist Demo-Versionen zur Verfügung. Verfügbare Vorlagen lassen sich ändern und an die eigenen Bedürfnisse anpassen. Ein sicherer Betrieb eines CMS ist abhängig von regelmäßigen Updates der eingesetzten Anwendung und der verwendeten Module.

Einige bekannte Content Management Systeme sind (Stand 01.11.2018):

- WordPress (de.wordpress.org),
- Joomla! (www.joomla.de),
- Drupal (www.drupal.de),
- Contao (contao.org/de),
- TYPO3 (typo3.org).

Website-Baukästen

Website-Baukästen gelten als einfache und preiswerte Varianten, Websites selbst zu erstellen und zu aktualisieren. Dabei ist zu beachten, dass Möglichkeiten und Qualität von Baukästen begrenzt sind und eine Individualisierung nur eingeschränkt vorgenommen werden kann.

© Springer Fachmedien Wiesbaden GmbH, ein Teil von Springer Nature 2019
J. Naumann, *Websites für Arztpraxen,* essentials,
https://doi.org/10.1007/978-3-658-24417-0_6

Im Folgenden seien einige der momentan bekannten Anbieter genannt (Stand 01.11.2018):

- Jimdo (de.jimdo.com),
- WIX (de.wix.com),
- Squarespace (www.squarespace.com),
- Weebly (www.weebly.com/de),
- DomainFactory (www.df.eu/de/homepage-baukasten),
- Webnode (de.webnode.com),
- Strato (www.strato.de/homepage-baukasten),
- 1&1 (homepage.1und1.de/homepage-baukasten).

Eine Website selbst schreiben und programmieren
Diese Variante setzt solide Kenntnisse in HTML, CSS (Cascading Style Sheets) und der Skriptsprache JavaScript voraus. Websites werden in HTML geschrieben und mit CSS formatiert; mit JavaScript lassen sich Aktionen hinzuzufügen. Diese finden zum Beispiel bei einer Bildergalerie mit wechselnden Bildern Anwendung. Andere Skriptsprachen wie PHP werden für die Programmierung von CMS eingesetzt.

Um Entwicklungszeit zu sparen, lohnt der Blick auf sogenannte CSS-Frameworks. Darunter sind Sammlungen von vorgefertigten Gestaltungselementen und Codefragmenten zu verstehen, mit denen sich das Layout und die Benutzeroberfläche von Websites erstellen lassen. Eine Auswahl bekannter CSS-Frameworks sind (Stand 01.11.2018):

- Bootstrap (getbootstrap.com),
- Foundation (foundation.zurb.com),
- Semantic UI (semantic-ui.com),
- Pure (purecss.io),
- UIkit (getuikit.com/v2).

Regelmäßige Tests während der gesamten Konzeption und Entwicklung helfen, frühzeitig Fehler zu finden, zu beseitigen und damit kostspielige Umbauarbeiten zu vermeiden.

Webseiten brauchen Pflege
Die Arbeit an einer Website ist nie abgeschlossen: Beispielsweise müssen neue Informationen eingearbeitet (eingepflegt) und Inhalte aktuell gehalten, die Funktionsfähigkeit der Website und von Links regelmäßig überprüft oder das Personal geschult werden.

Ein veraltetes Content Management System, Sicherheitslücken, die fehlende Anpassung an unterschiedliche Ausgabegeräte, langsame Ladezeiten, Nichtauffindbarkeit der Website in Suchmaschinen, schlechte Benutzerführung oder ein nicht mehr aktuelles Design sind einige der Gründe, eine Website zu überarbeiten. Es empfiehlt sich auch, die aktuelle Rechtsprechung im Auge zu behalten.

Was Sie aus diesem *essential* mitnehmen können

- Das Erstellen einer Website setzt eine durchdachte Konzeption voraus, wobei der Nutzer im Mittelpunkt der Entwicklung stehen sollte.
- Diese sollte eine eingehende Analyse der zu vermittelnden Inhalte und Aspekte der technischen Umsetzung einschließen.
- Die mediengerechte Umsetzung sollte unter Verwendung optimaler Hilfsmittel erfolgen, wobei frühzeitige Tests helfen können, kostspielige Fehler zu vermeiden,
- Nach Abschluss der Arbeiten sollte eine Bewertung erfolgen, um die Korrektheit der vorgenommenen Arbeiten zu überprüfen bzw. zu bestätigen.

© Springer Fachmedien Wiesbaden GmbH, ein Teil von Springer Nature 2019   55
J. Naumann, *Websites für Arztpraxen,* essentials,
https://doi.org/10.1007/978-3-658-24417-0

Literatur- und Lesetipps

Es gibt auch im deutschsprachigen Raum eine Vielzahl von Zeitschriften und Büchern, die sich mit den Themen Website-Konzeption, Praxis-Marketing, Webdesign und angrenzenden Fachgebieten beschäftigen. So gesehen kann davon nur eine kleine Auswahl empfohlen werden, wobei große Online-Shops Suchmöglichkeiten bieten und die Eingabe von Schlagworten – z. B. Webdesign, Website-Konzeption, Praxis-Marketing, Online-Marketing für Ärzte – in der Regel zu relevanten Ergebnissen führt.

- Jacobsen J: Website-Konzeption: Erfolgreiche Websites planen, umsetzen und betreiben. ISBN 978-3864904271.
- Erlhofer S, Brenner D: Website-Konzeption und Relaunch. ISBN 978-3836245579.
- Jacobsen J, Gidda M: Webseiten erstellen für Einsteiger. ISBN 978-3836242776.
- Rohles B: Grundkurs gutes Webdesign. ISBN 978-3836244046.
- Hahn M: Webdesign. ISBN 978-3836244022.
- Jacobsen J, Meyer L: Praxisbuch Usability und UX. ISBN 978-3836244237.
- Thill, K D: Marketing in der Arztpraxis. ISBN 978-3943001075.
- Sander T: Meine Zahnarztpraxis – Marketing. ISBN 978-3662529379.
- Köhler A, Gründer M: Online-Marketing für die erfolgreiche Arztpraxis. ISBN 978-3662485866.
- Köhler A, Gründer M: Online-Marketing für die erfolgreiche Zahnarztpraxis. ISBN 978-3662485729.

© Springer Fachmedien Wiesbaden GmbH, ein Teil von Springer Nature 2019
J. Naumann, *Websites für Arztpraxen,* essentials,
https://doi.org/10.1007/978-3-658-24417-0

Auch empfiehlt es sich, einen Blick auf verschiedene Websites von Fachverlagen zu werfen. Zum Beispiel führt der Rheinwerk Verlag ein sehr umfangreiches Angebot zu den Themen Computing, Design oder Fotografie, empfohlen für Einsteiger und Experten. Der Springer Verlag veröffentlicht nicht nur medizinische Bücher, sondern bietet auch eine breite Palette zu Themen an, die für Websites relevant sind.

Gleichermaßen stellen Plattformen wie YouTube (www.youtube.com) oder Vimeo (vimeo.com/de) Videos mit Erklärungen und Anleitungen bereit. Nicht zuletzt laden viele Websites auch zum Stöbern, Lesen und Entdecken ein. Beispielsweise ist die yeebase media GmbH Herausgeber des t3n Magazins, das man als Printausgabe oder online lesen kann (t3n.de). Interessante Artikel bietet ebenfalls das Webworker-Magazin Dr. Web (www.drweb.de).

Empfohlen sei auch das (englischsprachige) Smashing Magazine (www.smashingmagazine.com) – ein Fachmagazin zu den Themen Webdesign und Webentwicklung, in welchem regelmäßig interessante Artikel veröffentlicht werden.

Literatur

Ait Bahajji Z, Illyes G (2014) HTTPS as a ranking signal. webmasters.googleblog. com/2014/08/https-as-ranking-signal.html. Zugegriffen: 17. Aug. 2018

ARD/ZDF-Online-Studie (2017) www.ard-zdf-onlinestudie.de/files/2017/Artikel/Kern-Ergebnisse_ARDZDF-Onlinestudie_2017.pdf. Zugegriffen: 24. Juni 2018

Bitkom (2016) Erst ins Internet, dann in die Praxis. www.bitkom.org/Presse/Presseinformation/Erst-ins-Internet-dann-in-die-Praxis.html. Zugegriffen: 24. Juni 2018

Browser Market Share Germany (o. J.) gs.statcounter.com/browser-market-share/all/germany. Zugegriffen: 17. Aug. 2018

Bundesamt für Sicherheit in der Informationstechnik (o. J.) Sicheres Bereitstellen von Web-Angeboten. www.bsi.bund.de/DE/Themen/StandardsKriterien/ISi-Reihe/ISi-Web-Server/isi-web-server.html. Zugegriffen 11. März 2018

Google (o. J.) SEO-Überblick für Mobilgeräte. developers.google.com/search/mobile-sites/mobile-seo. Zugegriffen: 18. Sept. 2018

Jasny R, Tautscher M, Jasny P (2012) Praxisführung: Zielgruppe Privatpatienten. www.aerzteblatt.de/archiv/132195/Praxisfuehrung-Zielgruppe-Privatpatienten. Zugegriffen: 11. März 2018

Naumann J (2016) Ohne Hürden online surfen. Erstmals erschienen in „Der Freie Zahnarzt (DFZ)", 01/2016, S. 40 f., für die vorliegende Publikation überarbeitet

Obermann K, Müller P, Woerns S (2017) Ärzte im Zukunftsmarkt Gesundheit 2017: Transsektorale Zusammenarbeit. www.stiftung-gesundheit.de/pdf/studien/Aerzte_im_Zukunftsmarkt_Gesundheit_2017.pdf. Zugegriffen: 24. Juni 2018

Reif & Kollegen GmbH (2017) Berufswidrige Werbung: 22 häufige Fehler auf Praxis-Webseiten. reif-kollegen.de/wp-content/uploads/Reif_Whitepaper_Final-1.pdf. Zugegriffen: 22. März 2018

Sander T, Müller M C (2009) Wonach suchen Patienten im Web? media.zwp-online.info/archiv/pub/gim/zwp/2009/zwp1209/zwp1209_010_012_sander.pdf. Zugegriffen 11. März 2018

Schechter E (2018) A secure web is here to stay. blog.chromium.org/2018/02/a-secure-web-is-here-to-stay.html. Zugegriffen: 17. Aug. 2018

© Springer Fachmedien Wiesbaden GmbH, ein Teil von Springer Nature 2019
J. Naumann, *Websites für Arztpraxen*, essentials,
https://doi.org/10.1007/978-3-658-24417-0

SINUS Markt und Sozialforschung GmbH (2017) Informationen zu den Sinus®-Milieus 2017. www.sinus-institut.de/fileadmin/user_data/sinus-institut/Dokumente/downloadcenter/Sinus_ Milieus/2017-01-01_Informationen_zu_den_Sinus-Milieus.pdf. Zugegriffen: 11. März 2018

Statistisches Bundesamt (2015) Über 10 Millionen behinderte Menschen im Jahr 2013. www.destatis.de/DE/PresseService/Presse/Pressemitteilungen/2015/05/PD15_168_122. html. Zugegriffen: 18. Aug. 2018

Thill KD (2013) Marketing in der Arztpraxis. APOLLON University Press, Bremen

Printed in the United States
By Bookmasters